ウルトラ図解

オールカラー
家庭の医学

不安障害・パニック

正しく理解して対応・克服するためのガイド

監修 福西 勇夫
南青山アンティーク通りクリニック院長

法研

はじめに　～どうしようもない不安、つらい発作は克服できる～

不安障害とは、病的な不安や恐怖を主症状とする病気です。何に対して不安や恐怖を感じるのか、どのような症状が現れるのかなどによって、「パニック障害」「社交不安障害」「全般性不安障害」「強迫性障害」「限局性恐怖症」「心的外傷後ストレス障害（ＰＴＳＤ）」など、いくつかの種類に分けられます。

ただ、不安や恐怖といった感情は、健康な人も日常的に感じている感情であり、不安障害という病気は、日常的な感情の延長線上にあるともいえます。そのため、どこまでが健康な不安で、どこからが病気なのか、患者さん自身にもわかりづらい面があるかもしれません。あきらかに「病気かもしれない」という自覚があれば、心の専門科を受診することができるのですが、「不安でしょうがない自分は弱い」「こんなこともできない自分はダメだ」などと、つらい症状を自分のせいにしてしまうことで、受診を遅らせ、症状をこじらせているケースがまだまだあるように思われます。

どうしようもない不安に陥るのは、本人のせいではありません。病的な不安や恐怖は、脳機能の異常によって生じるのです。不安障害は気合いや根性、心の持ちようで治るものではありません。しかし逆に言えば、不安障害は早期に診断を受け、適切な治療を施せば、克服することができるのです。まずは受診することが重要なのですが、そこに至らないケースが多いということは、やはり不安障害という病気が十分認知されていないということなのでしょう。

近年は、芸能人や著名人がパニック障害を告白し、メディアで体験談を語ったり、活動休止を発表するケースが相次ぎ、パニック障害という病名は、ひと昔前に比べると知られるようになったのかもしれません。しかし、病気そのものに対する正しい知識や理解が進んだかと言えば、やはり十分とは言えないでしょう。

心の病を患う患者さんにとって、いちばんつらいのは「理解されない」ことです。「たいしたことないだろう」「甘えるな」「みんなつらいけど頑張っているのだ」等々…。健康な人がつい言ってしまいがちなこれらの言葉は、不安障害の患者さんをいっそうつらくさせます。不安障害を克服するためには、患者さん自身が治ると信じて、適切な治療を根気よく続けると同時に、家族や周囲の人も正しい知識と理解でもって、患者さんを支えてあげることが大切です。本書がその一助となり、患者さんと家族が笑顔あふれる生活を取り戻されることを切に願います。

福西 勇夫

令和元年8月

第1章 不安障害の成り立ちと症状

第2章 正しい診断を受けることがとても重要

第3章 原因と背景、合併する障害について

第4章 いろいろな治療法がある

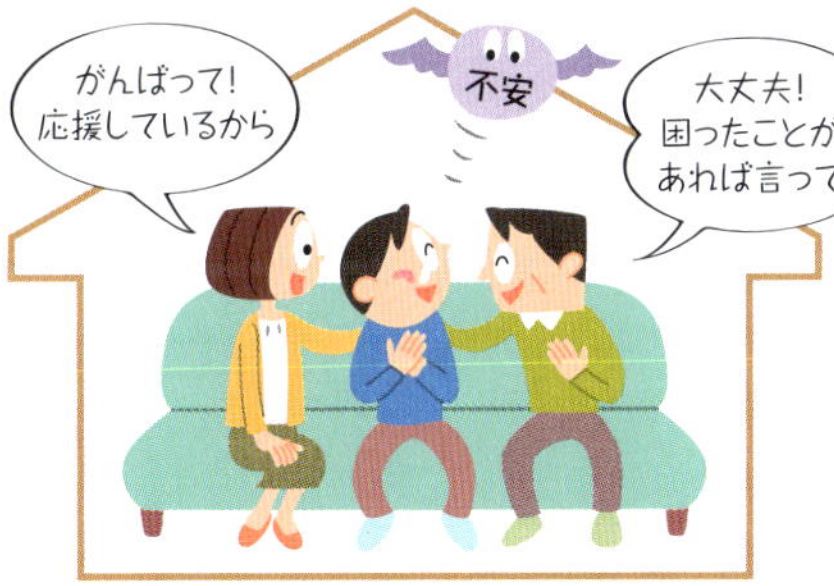

第5章 不安を克服して、生き生きとした生活を

【装丁・本文デザイン】㈱イオック
【図解デザイン・イラスト】コミックスパイラる／㈱イオック
【編集協力】アーバンサンタクリエイティブ／榎本和子

第1章

不安障害の成り立ちと症状

不安は誰もが感じる感情ですが、あまりにも強く長く続く不安は、不安障害という病気かもしれません。不安障害とはどんな病気なのか？ なぜ病的な不安に陥るのか？ まずは全体像を理解しておきましょう。

不安障害とは、どんな病気？

「不安」を主症状とした精神疾患群

「不安」とは、喜びや悲しみ、怒りなどと同じ感情の一つです。もう少し具体的に言うと、今後あるいは将来、どうなるかわからない、安全が確保されないといった状況に対して、気持ちが落ち着かずそわそわしたり、心細くてドキドキしたりするのが「不安」という感情です。決して気分のよい感情ではありませんが、私たちは、日常生活の様々な場面で不安を感じています。

例えば、入学や就職、引っ越しなどで環境が大きく変わるときは、期待もあれば、不安になることもあるでしょう。高齢化や年金の問題などがニュースになると、漠然と将来のことが不安になったりするものです。

できることなら、不安など感じずに穏やかに過ごしたいと思われるかもしれません。しかし、もしも不安を感じることがなかったら、私たちは危険かもしれない未知の状況に、何の心構えもなく無防備に突き進むことになります。不安を感じるからこそ慎重になり、準備を整えたり、危険を回避したりすることができるのです。つまり、不安を感じるとは自分に警戒を促すために元来備わった自己防御能力であり、生きていくうえで必要不可欠な感情といえます。

ただし、通常、不安にははっきりとした理由があり、その理由が解消・解決すれば不安もなくなります。いわゆる「健康な不安」です。

一方で、これといった理由がないのに不安が長く続く場合や、自分ではどうすることもできない強い不安が頻繁に起こる場合などは、「病的な不安」です。この病的な不安を主症状とする精神疾患群を「不安障害」といいます。

「健康な不安」と「病的な不安」

「不安」を警報に例えると…

正常な警報（健康な不安）

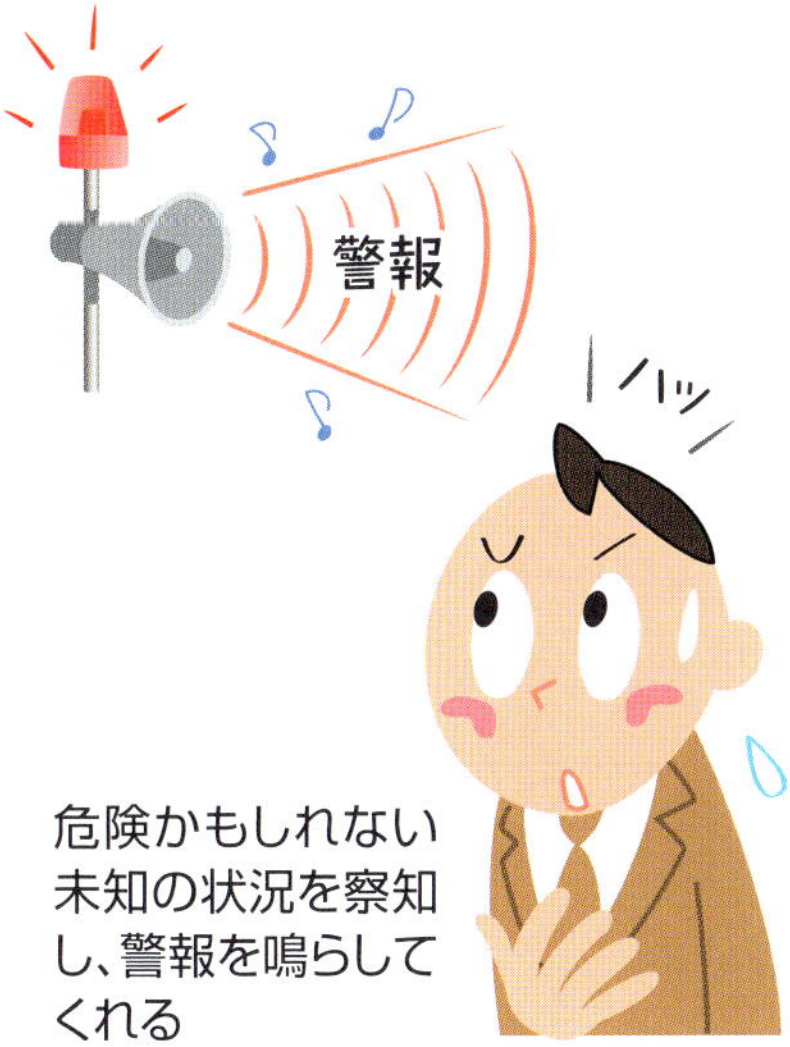

危険かもしれない未知の状況を察知し、警報を鳴らしてくれる

誤作動を起こした警報（病的な不安）

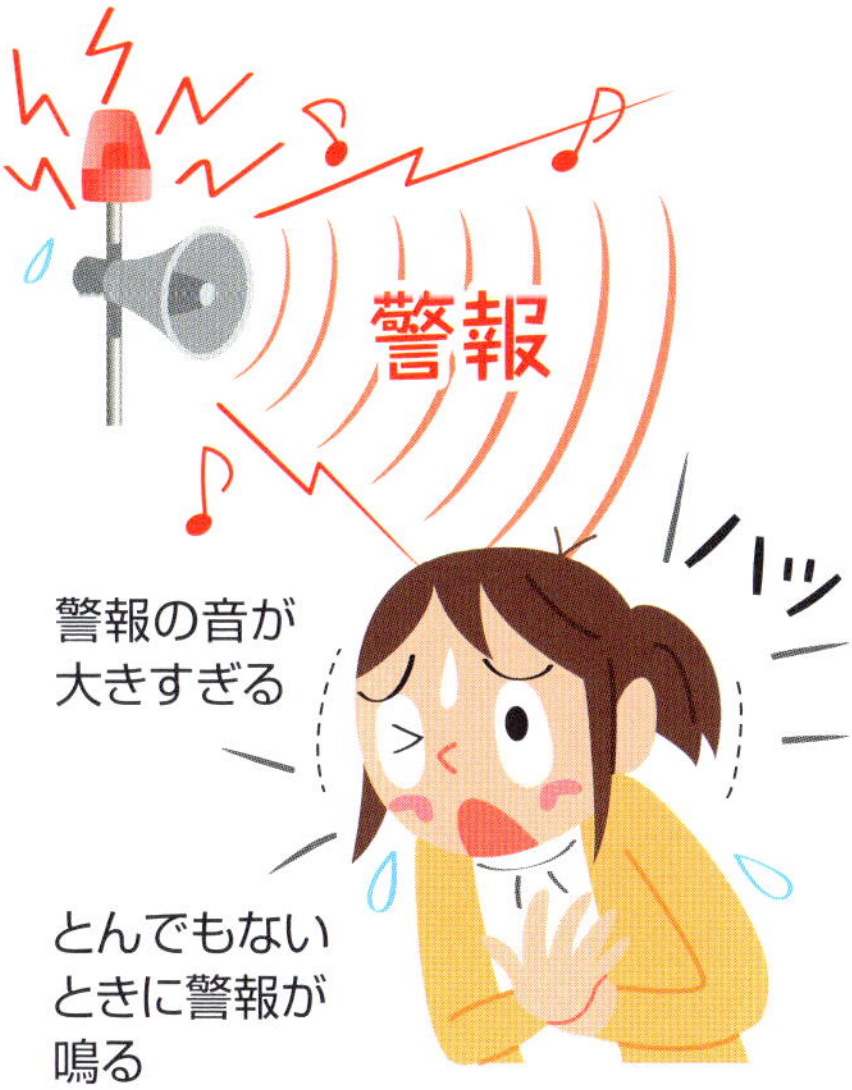

警報の音が大きすぎる

とんでもないときに警報が鳴る

警報が鳴り止まない

警報（不安）の誤作動によって日常生活に支障を来すまでになった状態が「不安障害」

不安障害に分類される病気

不安障害は、1つの病気を示す病名ではありません。不安を主な症状とする心の病気をまとめて「不安障害」、あるいは「不安症」と呼んでいます。

不安障害に分類される病気には、主に次のようなものがあります。

●パニック障害（パニック症）（22頁）

ある日突然、強い不安や恐怖とともに、動悸や冷や汗、呼吸困難などの症状に襲われる病気。「パニック発作」と呼ばれるこの症状は、いつ起こるかわからないため、日常生活に様々な支障を来す。

●広場恐怖症（28頁）

強い不安や恐怖を誘発するため、公共の交通機関や雑踏、公共の場など、逃げ出せない場所やすぐに助けを求めるのが困難な場所を避けるようになる。

●限局性恐怖症（30頁）

高所や閉所、暗所、ヘビやクモ、乗り物など、特定の対象や状況を極度に恐れる。

●社交不安障害（社交不安症）（30頁）

人に批判されることを極度に恐れ、人前に出ると会話困難、赤面、発汗などの症状が起こるため、人前に出ることを避けるようになる。

●強迫性障害（強迫症）（32頁）

戸締まりや火の元を何度確認しても心配でならないなど、自分でも不合理だとわかっていることを、自分の意思に反してくり返し行ってしまう。

●心的外傷後ストレス障害（ＰＴＳＤ）（34頁）

悲惨な体験や恐怖体験によって心に深い傷（心的外傷）を負ったあと、折に触れて、そのときの不安や恐怖がよみがえり（フラッシュバック*）、平静でいられなくなる。

●全般性不安障害（全般不安症）（36頁）

ある不安が終わると、次の不安が始まるといった感じで、常に漠然とした不安を抱えている。不眠や頭痛などの身体症状をともなう。

用語解説　フラッシュバック　心的外傷（トラウマ）を受けたあとに、当時の状況や感覚、感情が突然かつ非常に生々しく思い出されたり、夢に見たりする現象をいう。

「不安」を主症状とする様々な病気

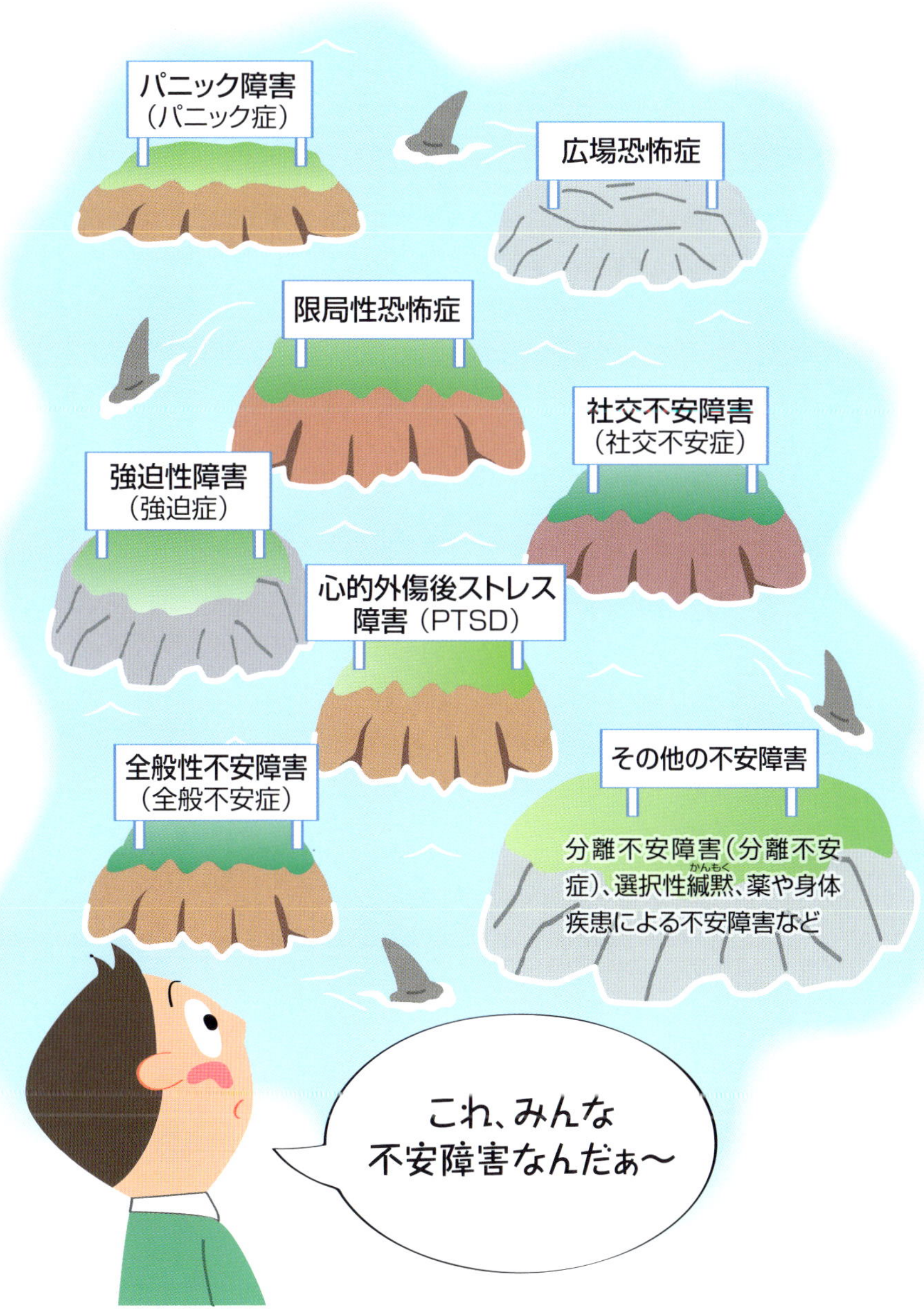
パニック障害
（パニック症）
広場恐怖症
限局性恐怖症
社交不安障害
（社交不安症）
強迫性障害
（強迫症）
心的外傷後ストレス障害（PTSD）
全般性不安障害
（全般不安症）
その他の不安障害
分離不安障害（分離不安症）、選択性緘黙《かんもく》、薬や身体疾患による不安障害など
これ、みんな不安障害なんだぁ〜

診断を受けていない潜在的患者も多い

不安障害という名称も、不安障害に分類される個々の病名も、一般の方にはあまり馴染みのあるものではないかもしれません。しかし、これらの病気は決してめずらしいものではなく、WHO（世界保健機関）の患者1日調査によると、わが国における不安障害の推定患者数は、約1000万人以上ともいわれています。これはうつ病・うつ状態の患者数を上回る数字であり、不安障害は誰もがかかりうる身近な病気であるということがおわかりいただけると思います。

一方で、米国の調査によると、不安障害は男性よりも女性に多いとされています。なかでもパニック障害、広場恐怖症、限局性恐怖症、心的外傷後ストレス障害、全般性不安障害は、いずれも女性の有病率が男性よりも2倍程度高く、その他の不安障害も女性の方が多くなっています。

ただ、不安障害の自覚症状は、単に不安や恐怖が強いというだけではありません。女性の場合は、不安を不安として感じることが多いのですが、男性の場合は不安が転じて、イライラ感や他人への攻撃性となって現れることがあります。つまり、心身の不調が不安によるものであることに気づかず、「不安障害かもしれない」という考えに至らないケースも多くあると考えられます。

また、不安は誰もが日常的に経験している感情です。それゆえ、病的な不安によって、日常生活や人間関係に支障を来すまでになっていても、その不安を病気と結びつけることができず、苦しんでいる人も少なくありません。

しかし、不安障害は「性格の問題」や「気の持ちよう」ではありません。不安障害の不安は「病気の症状」なので、自分ではコントロールできないのです。

では、なぜ人はコントロール不能な不安に陥るのか、そのメカニズムを見てみることにしましょう。

「不安」=「病気」、と結び付けにくい

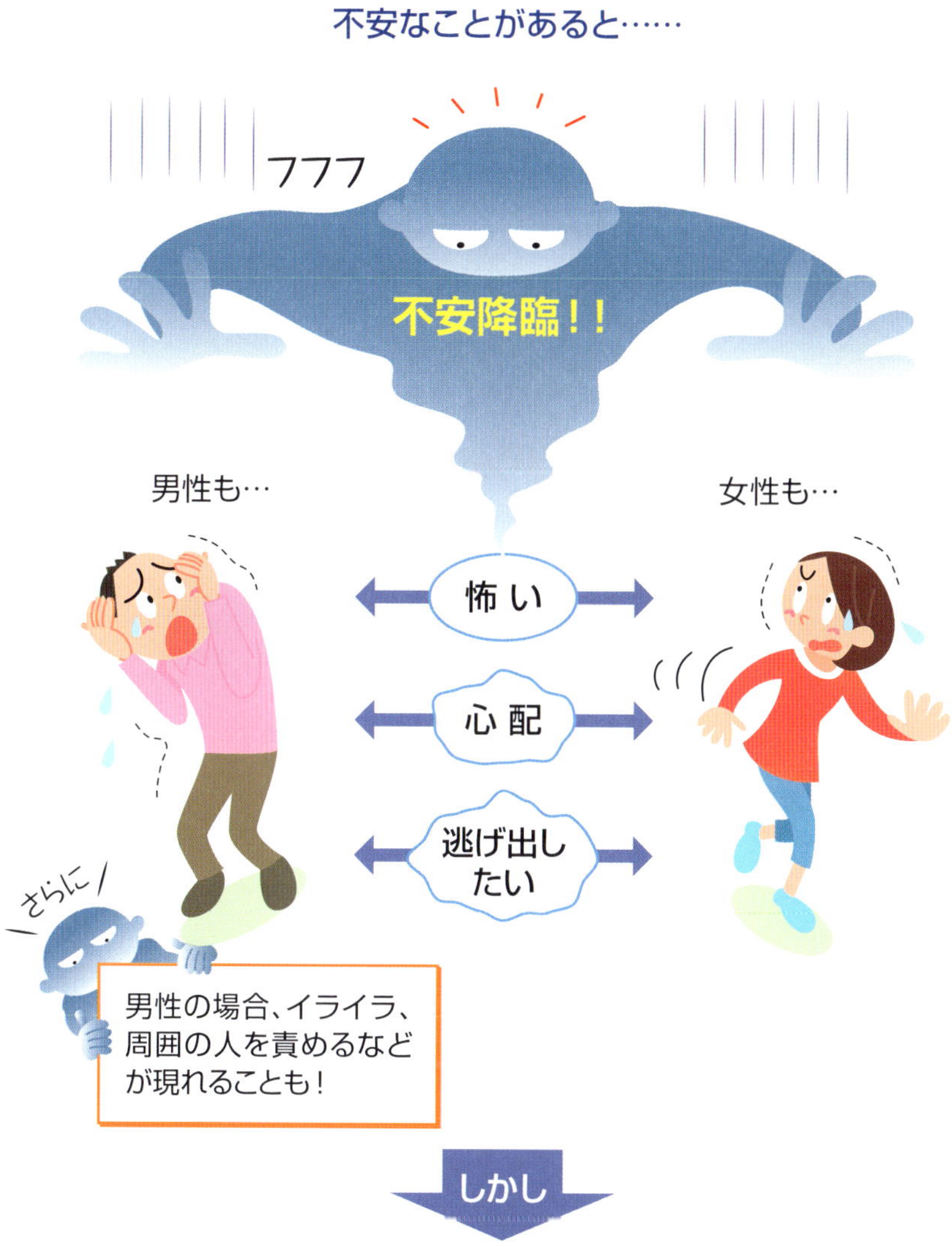
不安なことがあると……
フフフ
不安降臨!!
男性も…
女性も…
怖い
心配
逃げ出したい
さらに
男性の場合、イライラ、周囲の人を責めるなどが現れることも!
しかし

不安は誰もが日常的に経験している感情。"病気と思わず"生きづらさを抱えながら生活している

発症の原因は脳機能の誤作動

脳機能の異常で誤った判断を招く

不安や恐怖といった感情や、それにともなう身体的な反応は、脳が司っています。

不安や恐怖に関連する情報を受け取って処理するのは、脳の「扁桃体《へんとうたい》」という部位です（次頁の上の図）。扁桃体が情報を受け取るルートは2つあり、1つは視覚や聴覚からの情報が視床《ししょう》から直接入ってくるルート。もう1つは海馬《かいば》や前頭葉を経由し、過去の記憶と照らし合わせて、その情報がどれほどの危険に値するのか分析してから扁桃体に入ってくるルートです（次頁の下の図）。

扁桃体に集められた情報は、脳の様々な部位に出力され、心拍数・血圧・呼吸数を上昇させたり、回避行動をとらせたり、副腎皮質ホルモンの分泌を増やして交感神経を活発にするなどの反応を引き起こします。こうした反応が起こることによって、人や動物は危険から身を守っています。

では、不安障害の人の脳では、どのようなことが起こっているのでしょうか？

多くの不安障害の人の脳では、扁桃体の活動が必要以上に過剰になっているとともに、扁桃体の活動を制御する前頭葉の活動が低下しています。また、脳内では、無数の神経細胞が情報を伝え合うことで、脳の各部位が機能を果たしています。神経細胞同士は、神経伝達物質*という化学物質を放出し、受け取ることで情報をやり取りしているのですが、不安障害の人の扁桃体では、「セロトニン」という神経伝達物質が不足していると考えられています。

つまり、不安障害では、扁桃体の過活動という脳機能の異常によって、不安という警報装置が誤作動を起こしているのです。

用語解説　神経伝達物質　脳の神経細胞が情報を伝達するために放出する物質のこと。ドーパミンやセロトニン、アセチルコリンなど様々な種類が発見されている。

不安を感じる脳のメカニズム

大脳辺縁系の構造

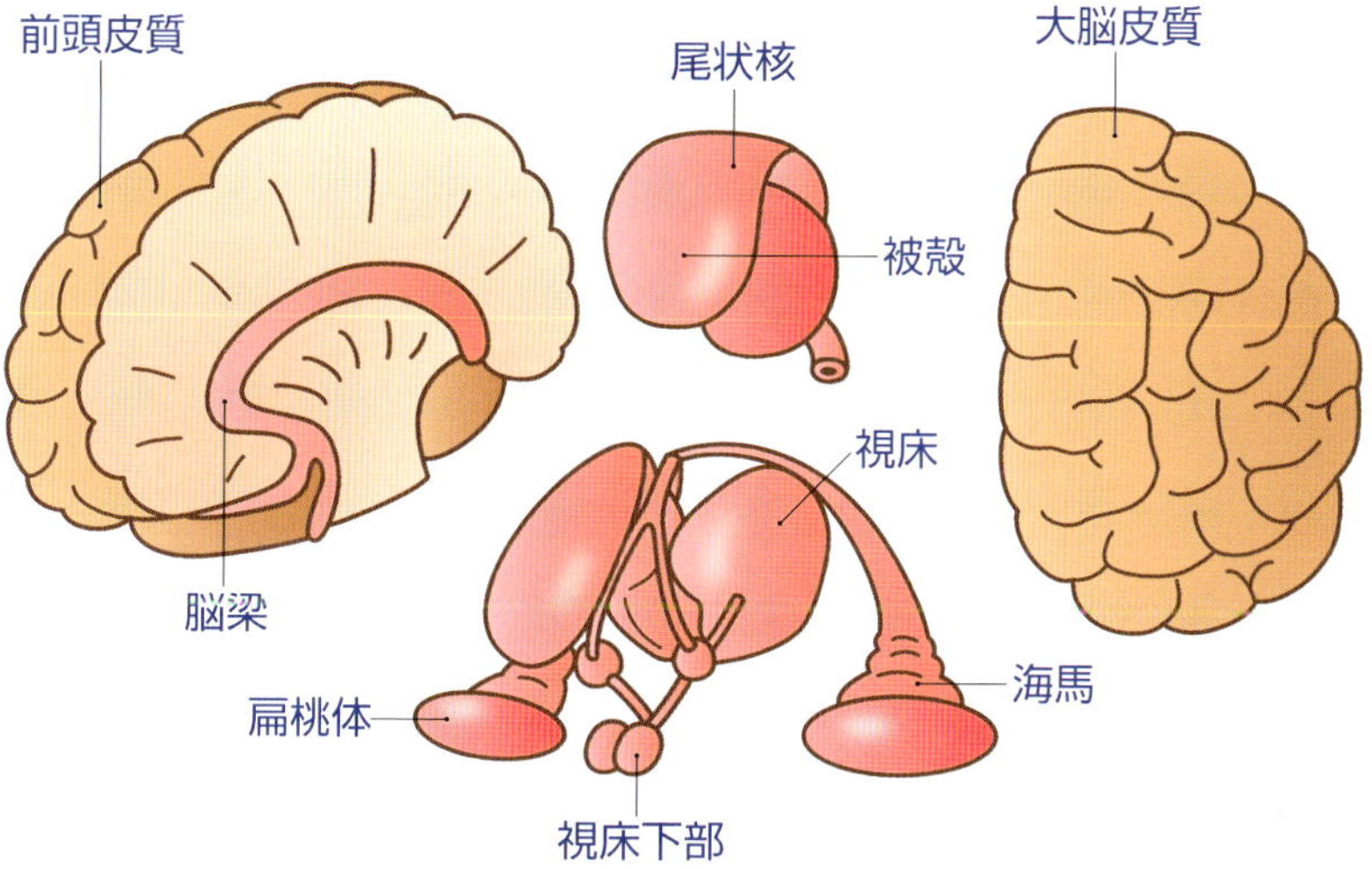
前頭皮質
尾状核
大脳皮質
被殻
視床
脳梁
海馬
扁桃体
視床下部

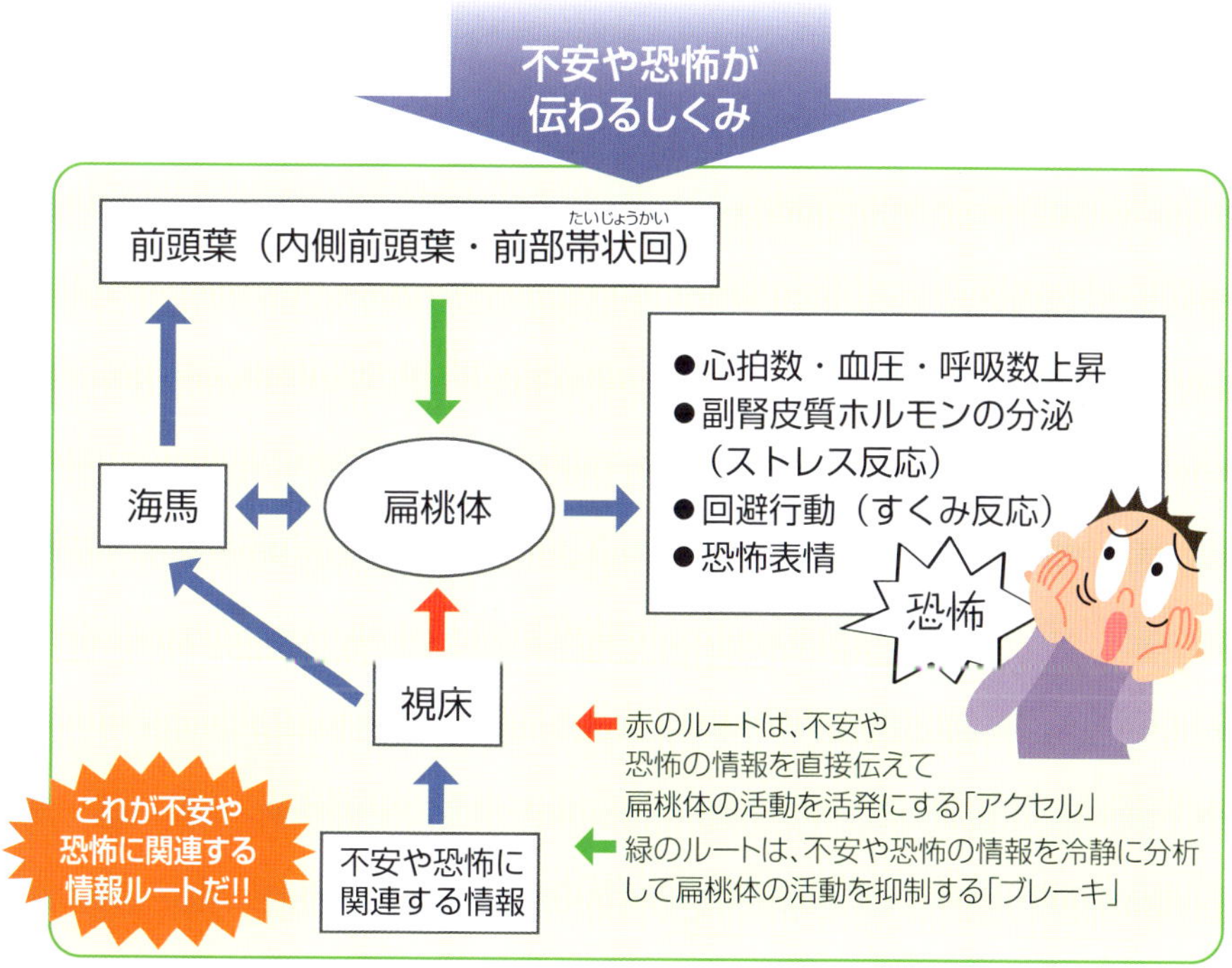
不安や恐怖が伝わるしくみ
前頭葉（内側前頭葉・前部帯状回《たいじょうかい》）
海馬
扁桃体
視床
不安や恐怖に関連する情報
●心拍数・血圧・呼吸数上昇
●副腎皮質ホルモンの分泌（ストレス反応）
●回避行動（すくみ反応）
●恐怖表情
恐怖
赤のルートは、不安や恐怖の情報を直接伝えて扁桃体の活動を活発にする「アクセル」
緑のルートは、不安や恐怖の情報を冷静に分析して扁桃体の活動を抑制する「ブレーキ」
これが不安や恐怖に関連する情報ルートだ!!

脳機能の異常を引き起こす様々な要因

不安障害を発症する脳のメカニズムは、少しずつ明らかになってきましたが、脳機能の異常がなぜ引き起こされるのか、その根本的な原因は十分に解明されていません。しかし、様々な要因が重なり合っていることは間違いなさそうです。

不安障害の危険因子として、まず考えられるのが気質的な要因です。気質というのは、その人がもともと持っている体質や性格のことで、多くの不安障害には共通して見られる傾向がいくつか知られています。例えば、人見知り、引っ込み思案、内気、臆病などといった特徴は、不安障害の基本となる不安体質であると考えられます。また、自分の感情を上手くコントロールできない人、ストレスへの対処が下手な人、否定的な感情や劣等感が強い人なども、不安障害には多くみられます。

一方で、環境的な要因も重要です。例えば、親の虐待《ぎゃくたい》、親の不在、貧困などの理由で、小児期に適切な養育を受けられなかったことが、不安障害の要因となりうることが知られています。また、家族や親しい人との別離など、人生の転機となるような出来事（ライフイベント）*や、人前での失敗体験、恐怖体験なども、不安障害の発症と関係するといわれています。

では、遺伝はどうでしょうか。不安障害は親から子へと遺伝するのでしょうか？

血の繋がった家族に不安障害の人がいると、その人は不安障害になりやすいという傾向はあります。しかし、不安障害を発症する遺伝子というものは、今のところ見つかっておらず、病気が遺伝するというよりは、不安障害になりやすい気質が遺伝するといえそうです。

不安障害の発症要因は、環境が6～8割、遺伝が2～4割と考えられており、環境的な要因の方がより大きな役割を果たしていると考えられています。

用語解説　ライフイベント　家族や親しい人との死別、結婚、出産、離婚、就職、失業、進学など、人生における大きな出来事のこと。

不安障害は様々な要因が重なり合って発症する

気質的要因

●幼少期の特徴●

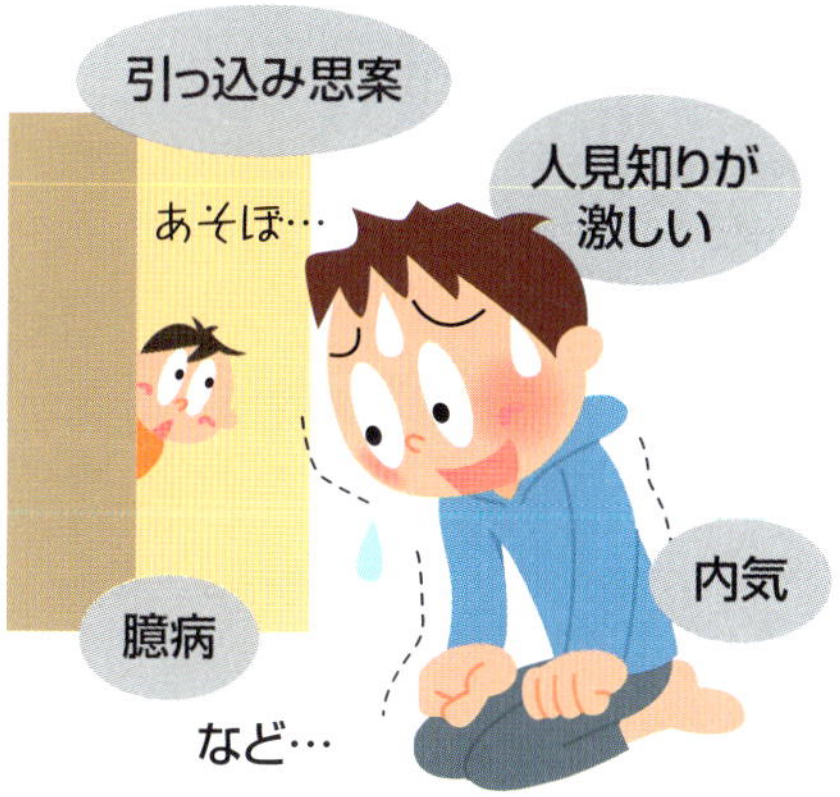
引っ込み思案
人見知りが激しい
あそぼ…
内気
臆病

など…

●性格の傾向●

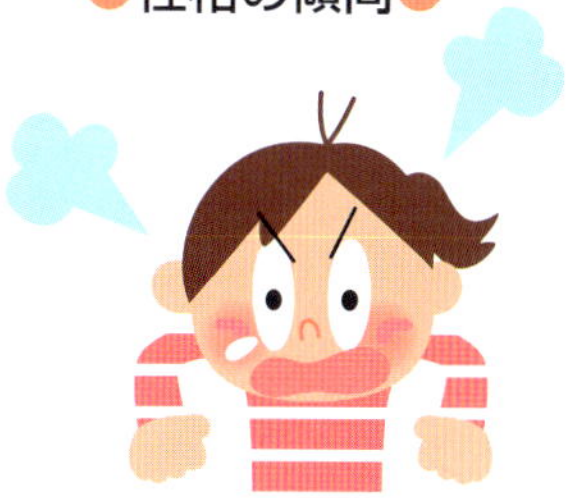

- 感情を上手くコントロールできない
- ストレスへの対処が下手
- 否定的な感情や劣等感が強い　　など

環境的要因

●小児期の養育環境●

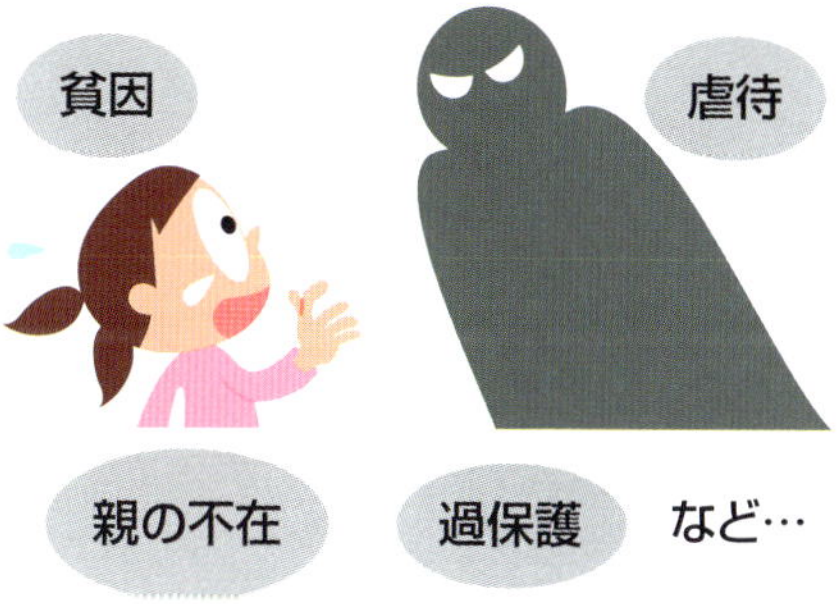
貧困
虐待
親の不在
過保護

など…

●ストレス●

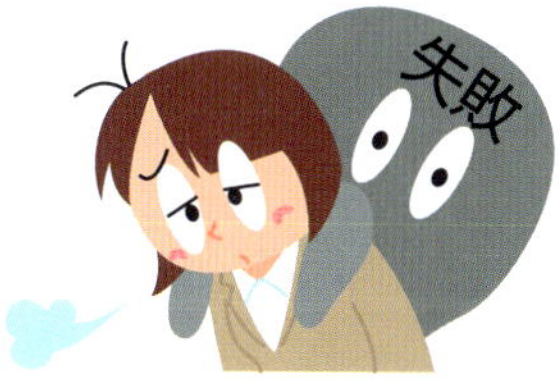

- ライフイベント
- 失敗体験
- 不安・恐怖体験　　など

遺伝的要因

- 不安障害になりやすい気質が遺伝

パニック障害は代表的な不安障害

パニック障害の中心的症状、「パニック発作」

ここからは不安障害に分類される個々の病気について、症状の特徴などを見て行きましょう。

まずパニック障害ですが、パニック障害は不安障害の代表ともいえる病気です。近年は患者数も増えているので、くわしく解説したいと思います。

パニック障害は、ある日突然、「パニック発作」と呼ばれる激しい発作に襲われることで発症します。パニック発作は、強い不安や恐怖に加えて、動悸や息切れ、めまい、吐き気、冷や汗、手足のふるえやしびれ、呼吸困難などといった多彩な身体症状が現れるのが特徴です。

初めて発作が起きたときは、多くの場合、本人も自分に何が起こっているのかよくわかりません。ただ、動悸や息苦しさといった症状があまりにも激しいため、心臓が止まる、あるいは窒息《ちっそく》して、「このまま死んでしまうのではないか…」という恐怖に襲われるのです。さらに、その不安や恐怖を自分でコントロールすることができないため、「気がおかしくなるのではないか」、「何かとんでもないことをしてしまうのではないか」というさらなる不安が襲います。

また、パニック発作では、「離人《りじん》感」といって、自分の体が自分のものではないような感じがしたり、「現実感消失」といって、自分がここにいるという現実感がなくなったりすることもあります。このような感覚は発作的に現れますが、数日続く場合もあります。

なお、パニック発作は体の異常によるものではないので、生命の危険はありません。発作は10分前後でピークに達し、数十分程度で治まります。

パニック発作で見られる多彩な症状

身体症状

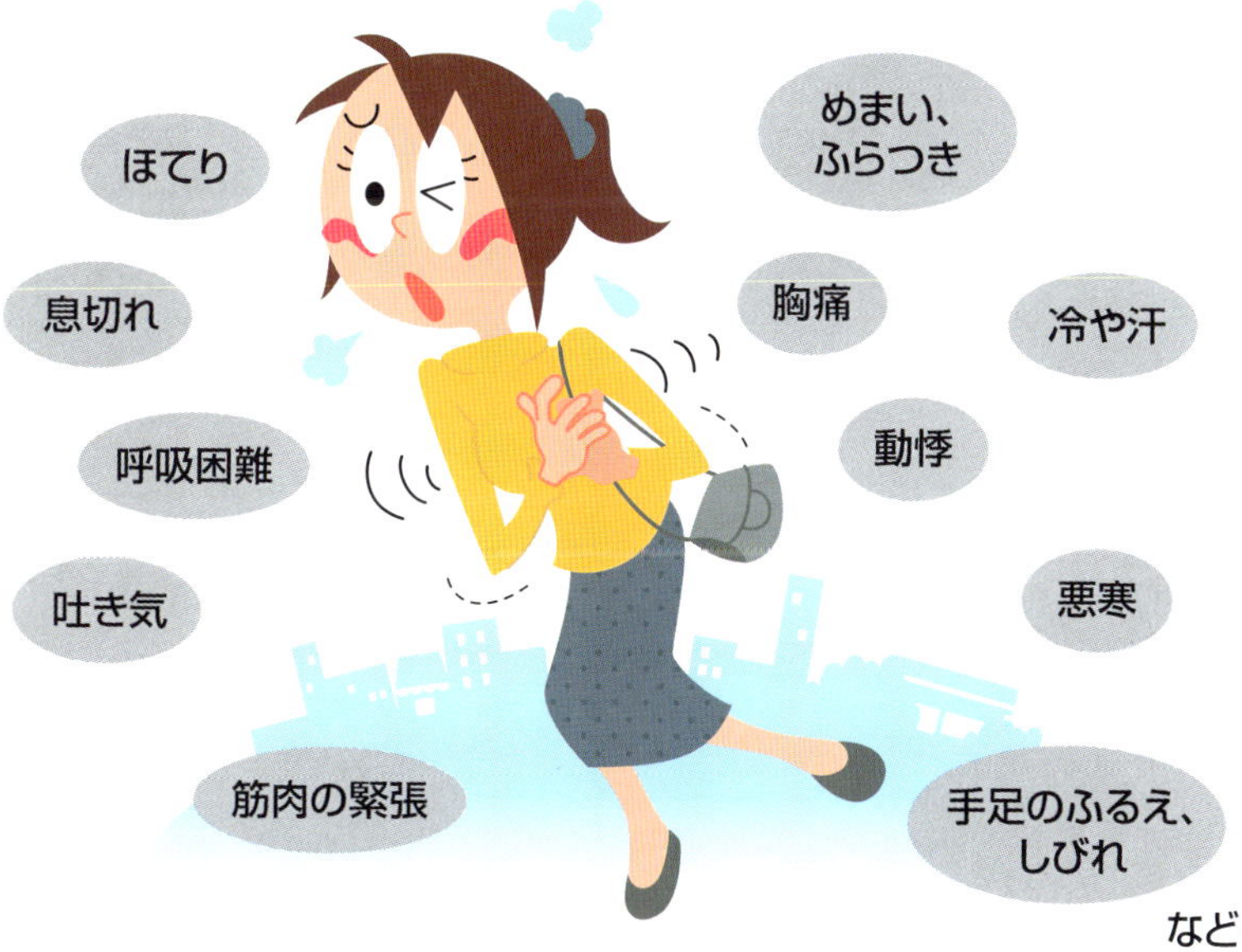

など…

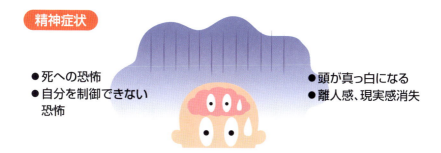

精神症状

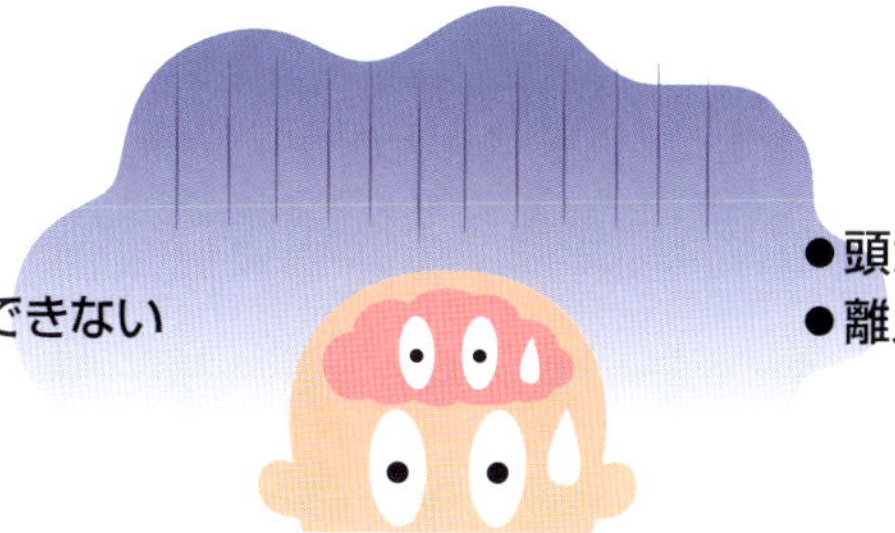

- 死への恐怖
- 自分を制御できない恐怖
- 頭が真っ白になる
- 離人感、現実感消失

パニック発作は10分前後でピークとなり、数十分程度で治まる

パニック発作は前触れもなく始まり、くり返される

パニック発作はパニック障害の中心的症状ですが、他の精神疾患で起こることもあります。

例えば、心的外傷後ストレス障害（PTSD）では、過去のトラウマがよみがえる恐ろしい状況に遭遇したときに、パニック発作が起こることがあります。社交不安障害では、大勢の人の前で話をしなければならないときなどに、発作が起こることがあります。ただ、いずれの場合も不安の対象が明確です。どのような状況で発作が起こるのか、ある程度予測がつくので、発作を避けることも可能です。

しかし、パニック障害では、とくに不安になるような原因がないにもかかわらず、突然発作が起こります。原因も、前触れもなく、不意に起こるのです。しかも、それは避けようがなく、くり返されます。ここが他の精神疾患と大きく異なる点です。

パニック障害のパニック発作は、いつ、どんな状況で起こるかわかりません。「電車の中」や「街中のカフェ」、「会議中」や「運転中」などに発作を起こすこともあります。一方で、「自宅でくつろいでいるときに発作に襲われた」、「睡眠中に発作で目が覚めた」というケースもよくあります。

そして、発作は同じような状況で、あるいは全く異なる状況で、くり返し起こります。個人差はありますが、初めての発作が起こったあと、数日から数週間後に2回目の発作が起こることが多いようです。2回目の発作のあとは、連続して発作が起こるようになります。

心臓病など体の病気を疑い、内科や循環器内科を受診するのですが、パニック発作は精神疾患によるものなので、体を検査しても異常が見つかりません。正しい診断がされないまま放置されると、本人の不安はますます強くなり、次に述べる「予期不安」や「広場恐怖」といった症状を悪化させることにつながります。

パニック発作は、いつ、どんなときに起こるかわからない

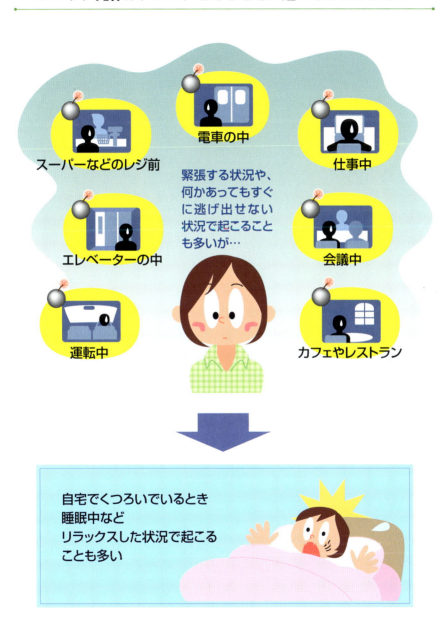

自宅でくつろいでいるとき
睡眠中など
リラックスした状況で起こる
ことも多い

発作への不安にとりつかれる「予期不安」

パニック発作は、本人にとって大変衝撃的な体験です。そのため、パニック障害では、発作が起こっていないときにも、「いつ、再びあの恐ろしい発作が起こるかわからない…」という不安にとらわれるようになります。「予期不安」です。

予期不安があるかどうかは、パニック障害を診断するうえで非常に重要です。パニック発作があっても、予期不安がなければパニック障害とは診断されないからです。パニック発作は、パニック障害の発症の引き金となる中心的症状ですが、発作そのものは命に関わることはなく、数十分程度で治まります。パニック障害では、むしろ発作を経験することで植え付けられる不安や恐怖、すなわち予期不安こそが、病気の本態といえます。

予期不安の現れ方は、人によって様々です。1回の発作で予期不安にとりつかれる人もいれば、発作をくり返すうちに、徐々に予期不安が芽生え、高まってくる人もいます。不安の程度は、日常の中で、ふとした瞬間に不安がよぎる程度の場合もあれば、常に不安が頭から離れず、仕事も何も手につかないといった重症の場合もあります。

不安の内容は、「また発作が起こるのではないか」という不安に加えて、「今度こそ本当に死んでしまうのではないか」、「今度こそ気がふれてしまうのではないか」などといった不安もあります。さらに、「人前で発作を起こしたら恥をかいてしまう」、「誰かに大変な迷惑をかけてしまったらどうしよう…」、「本当は体に重大な病気があるのではないか」などと、内容がどんどんエスカレートすることもあります。

そして、このような予期不安は、次のパニック発作を誘発することがあります。そして、「やっぱり発作が起こってしまった」→「また起こるに違いない」→「不安で仕方がない」→「次の発作が起こる」といった不安と発作のループに陥ることもあります。

パニック発作によって植え付けられる「予期不安」

予期不安が次の発作を誘発することも……

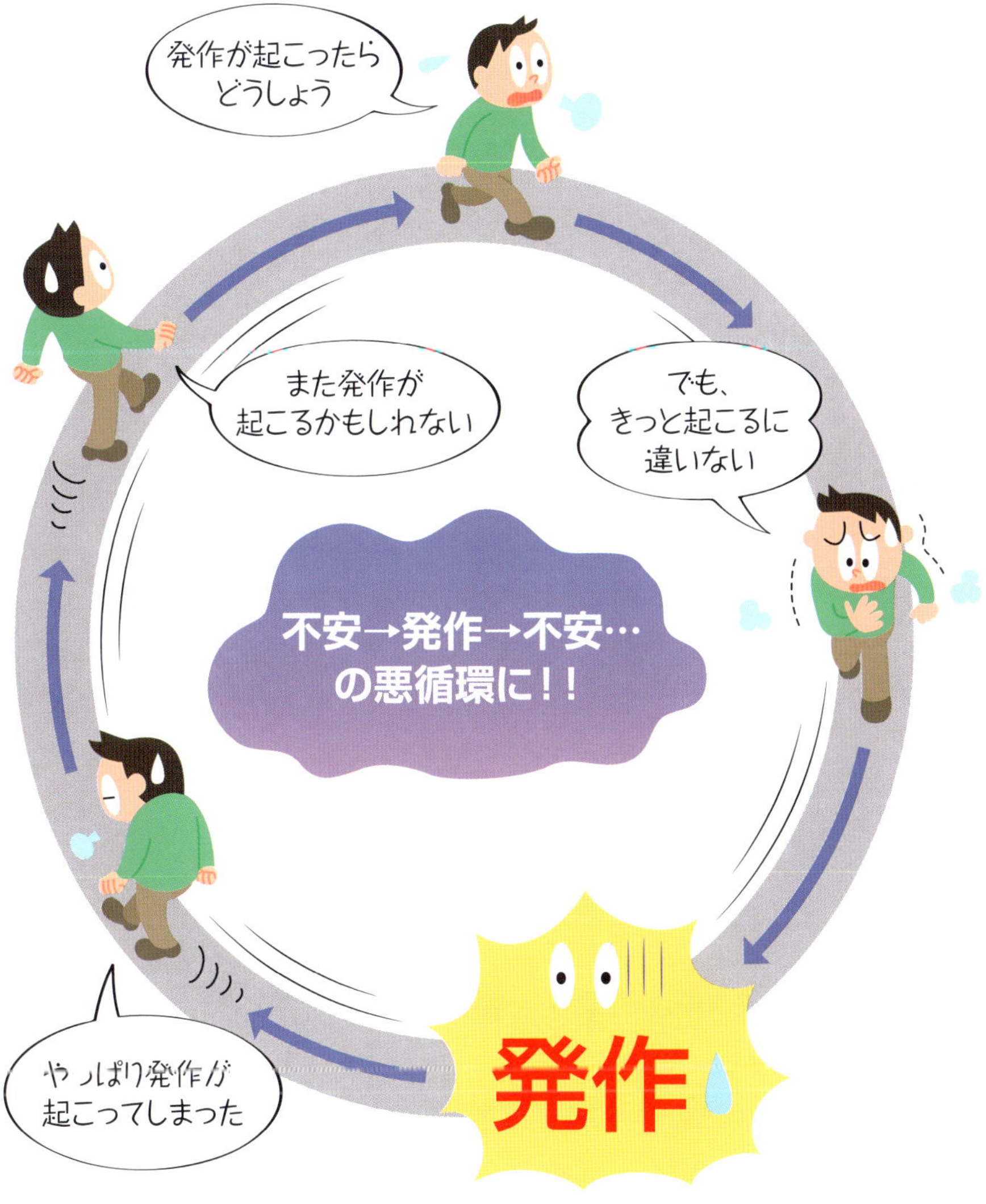
発作が起こったら
どうしよう
でも、
きっと起こるに
違いない
発作
やっぱり発作が
起こってしまった
また発作が
起こるかもしれない
不安→発作→不安…
の悪循環に!!

発作を危惧して「広場恐怖」に

　パニック障害では、パニック発作による予期不安が強くなると、発作を起こすかもしれない場所や状況を避けるようになります。これを「回避行動」といいます。「発作を起こすかもしれない場所や状況」というのは、多くは過去に発作を起こしたことのある場所や状況です。

　しかし、パニック障害のパニック発作には、特定できる原因がありません。時や場所を選ばず、不意に起こるのが特徴なのです。ですから、前回と同じ場所や状況で発作が起こるとは限らず、避ける必要も本来はないのですが、予期不安が強いと、発作のおそろしい体験と、発作が起こった場所や状況を強く結びつけて考えるようになってしまうのです。

　こうして特定の場所や状況が恐怖の対象となってしまうものを「広場恐怖」といいます。ここでいう「広場」とは、単に広い場所を指すのではなく、発作が起きても「すぐに逃げ出すことのできない場所」、「すぐに助けを求められない場所」を意味します。このような場所や状況に強い恐怖を抱き、回避行動をとるようになるのが広場恐怖です。

　恐怖の対象となる場所や状況は様々ですが、電車やバス、飛行機、高速道路などの交通機関がまず挙げられます。電車の場合は、各駅停車よりも、すぐに下車できない特急電車や新幹線などがとくに恐怖の対象となりやすいようです。そのほかにも、エレベーターや窓のない部屋、人込み、スーパーのレジ前に並んでいるときなどが、広場恐怖の対象となります。

　広場恐怖も軽いうちは、不安があっても、どうしても必要な場所には1人で行くことができます。しかし、症状が重くなると、行動範囲が制限されるようになり、付き添いがないと外出が困難になります。さらに症状が進むと、家から一歩も出られなくなることもあります。

日常生活に多大な支障を来す「広場恐怖」

広場恐怖の対象となる場所や状況（例）

交通機関（電車、バス、地下鉄、新幹線、飛行機、高速道路など）

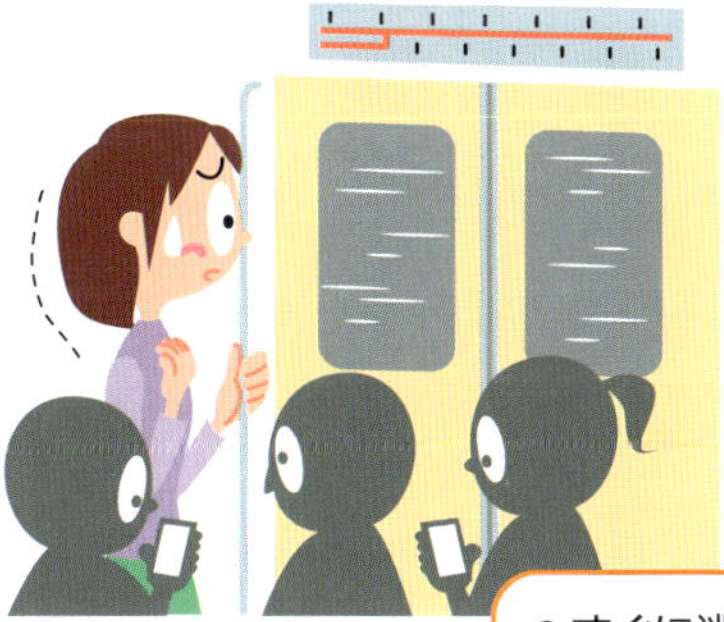

駅のコンコースやショッピングセンターなどの人込み

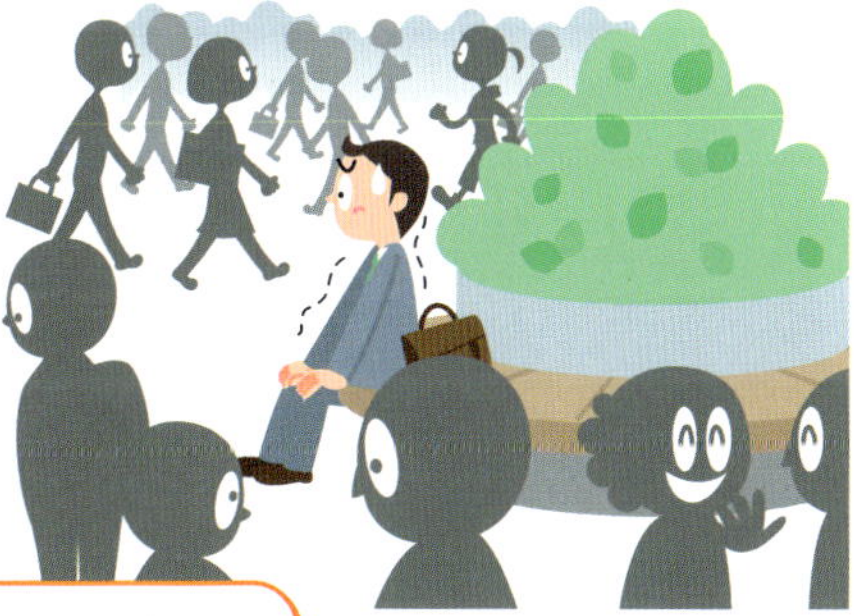

- すぐに逃げることができない場所や状況
- すぐに助けを求めることのできない場所や状況

エレベーターや窓のない部屋

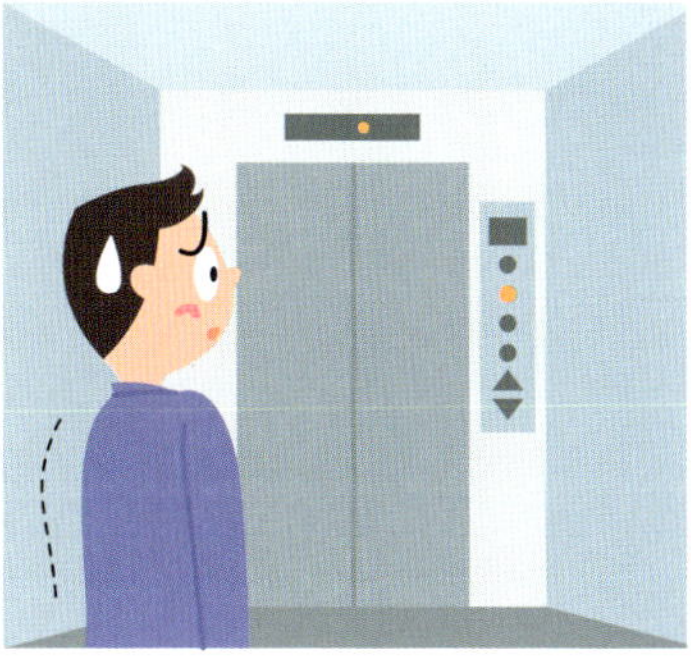

スーパーのレジに並んでいるとき

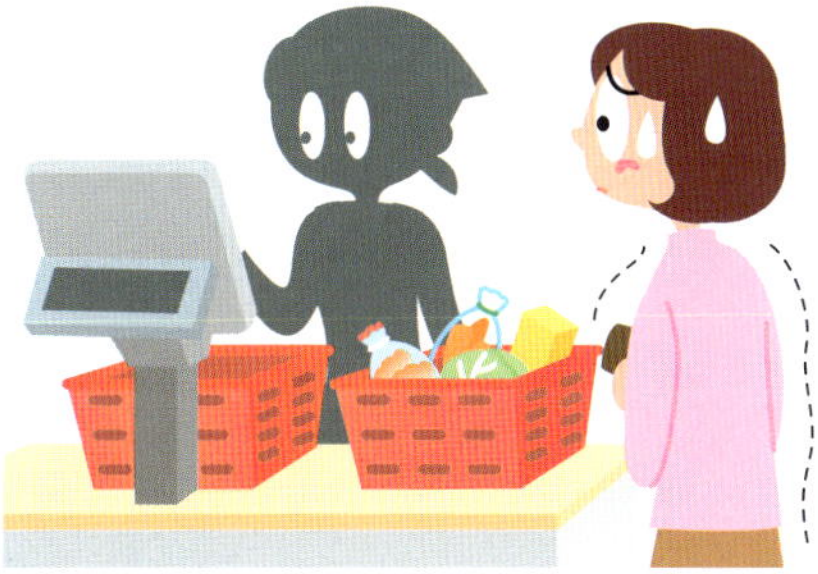

など…

発作と、発作を起こした場所や状況を結びつけて考えてしまう

不安障害の各疾病の特徴と症状

限局性恐怖症・社交不安障害

「限局性恐怖症」は、特定の物や状況などを激しく恐れる病気です。限局性恐怖症の人が恐れる対象としては、ヘビや犬などの動物、水や地震などの自然環境、血液・注射・外傷、トンネルや閉所、騒音などがあります。中には、健康な人でも嫌悪したり、不快に思うものもありますが、限局性恐怖症の人は恐怖の対象を不自然なほど激しく恐れるのです。

限局性恐怖症の人が恐怖の対象に遭遇すると、極めて強い不安が生じます。症状が強い場合は、過呼吸*や心拍数増加、パニック発作を起こすこともあります。また、血液や注射、外傷が対象の場合、失神することもあります。このような症状を経験すると、恐怖の対象を避ける回避行動をとるようになり、日常生活や仕事、学業などに大きな問題を引き起こすことがあります。

「社交不安障害」も、特定の状況に強い不安や恐怖を感じる病気ですが、不安や恐怖の対象となるのは、他人からの評価や批判です。人と接するのが怖い、人前で話すのが怖い、電話に出るのが怖い、人前で字を書くのが怖い、人前で食事をするのが怖い、人の視線が怖いなど、社交不安障害の人が苦手とする状況は様々です。このような状況下におかれると、極度の不安や恐怖に加えて、動悸や発汗、赤面、声や手足の震えなどの身体症状が現れます。

社交不安障害の人は人前での発汗や赤面、声の震えを過剰に意識するため、「またあの症状が出たらどうしよう…」、「恥ずかしい…」と、さらに不安が強くなり、ますます人前で緊張するようになります。結果、人と関わる状況を避けるようになり、仕事や学業、人間関係などに大きな支障を来します。

用語解説　過呼吸　無意識のうちに呼吸が深くなりすぎることをいう。ゆっくり深呼吸するなどして、意識的に呼吸の速さと深さを調整することで自然に治まる。

限局性恐怖症・社交不安障害の特徴と症状

限局性恐怖症

不安や恐怖の対象

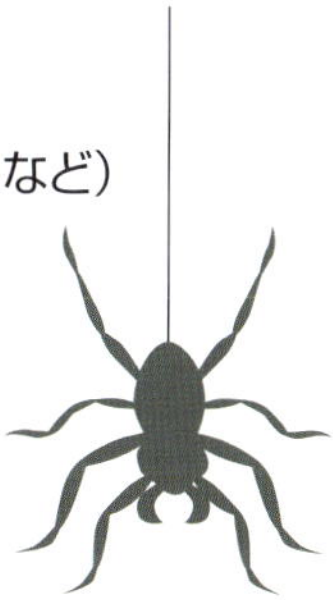

- 動物（ヘビ、犬、ネズミ、クモ、カラス、ハト、ナメクジ、ゴキブリなど）
- 自然環境（崖、水、地震、台風、強風など）
- 血液・注射・外傷（注射針、自分や他人の出血やケガ、治療行為など）
- 状況（電車、バス、飛行機、トンネル、橋、高層ビル、エレベーター、閉所など）
- その他（嘔吐物や嘔吐につながる状況、騒音、着ぐるみなど）

主な症状

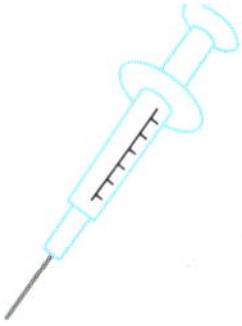

強い不安と恐怖、過呼吸、心拍数増加、パニック発作、失神など

社交不安障害

不安や恐怖の対象

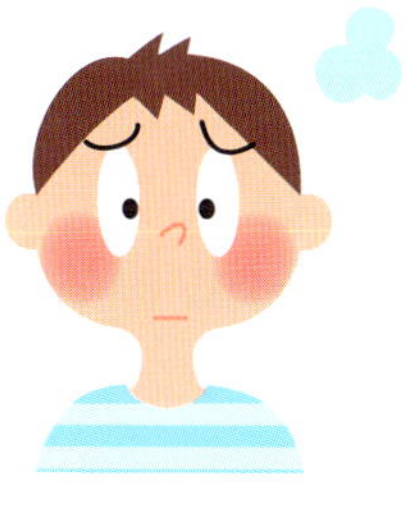

- 人と接するのが怖い（対人恐怖）
- 人前で話すのが怖い（スピーチ恐怖）
- 電話に出るのが怖い（電話恐怖）
- 人前で字を書くのが怖い（書痙《しょけい》）
- 人前で食事をするのが怖い（会食恐怖）
- 人の視線が怖い（視線恐怖）
- 人前で顔が赤くなって恥ずかしい（赤面恐怖）　など

主な症状

強い不安と恐怖、動悸、発汗、赤面、声や手足の震え、身体症状に対する不安や羞恥心

強迫性障害

「強迫性障害」とは、「強迫観念」にとらわれ、「強迫行為」をくり返す病気です。

強迫観念とは、自分の意思に反して、何度もくり返し思い浮かぶ考えやイメージ、衝動のことをいいます。この強迫観念による不安や恐怖を打ち消すために、せずにはいられない行為が強迫行為です。

例えば、明らかに汚れたものを触って、手が汚れたから手を洗うというのは、誰もが普通に行うことです。しかし、強迫性障害では、とくに汚れていないドアノブを触っただけで、「手に細菌がついた」という強迫観念にとらわれ、それを打ち消すために「何十分も手を洗い続ける」という強迫行為を行います。強迫行為を行うことで一時的に安心しますが、同じような状況になると、また強迫行為をせずにはいられません。この例のように、ドアノブに触る度に、何十分も手を洗い続けていたのでは、日常生活に大いに支障を来すことでしょう。

さらに、強迫観念と強迫行為をくり返すうちに、それにともなう不安が強くなれば、強迫行為に要する時間や回数も増していきます。強迫観念が浮かぶような状況を避ける回避行動をとるようになると、ますます生活は不自由になってしまいます。

また、強迫性障害では、本人だけでなく、家族や周囲の人をも巻き込むことがあります。例えば、外から帰ったら、すぐに手洗いをして、シャワーを浴びて、着替えなければ気がすまないという人は、家族にもこの強迫行為を「ルール」として強要することがあります。「これは汚れていないか？」、「これは危険ではないか？」などと、安全の保証を何度も求めることもあります。

このような「巻き込み症状」は、完璧を求めながらエスカレートし、いずれ家族は応えきれなくなります。すると、本人の不安やイライラが増して、病状も悪化していくという悪循環に陥ります。

強迫性障害の特徴と症状

自分に対しては…

例

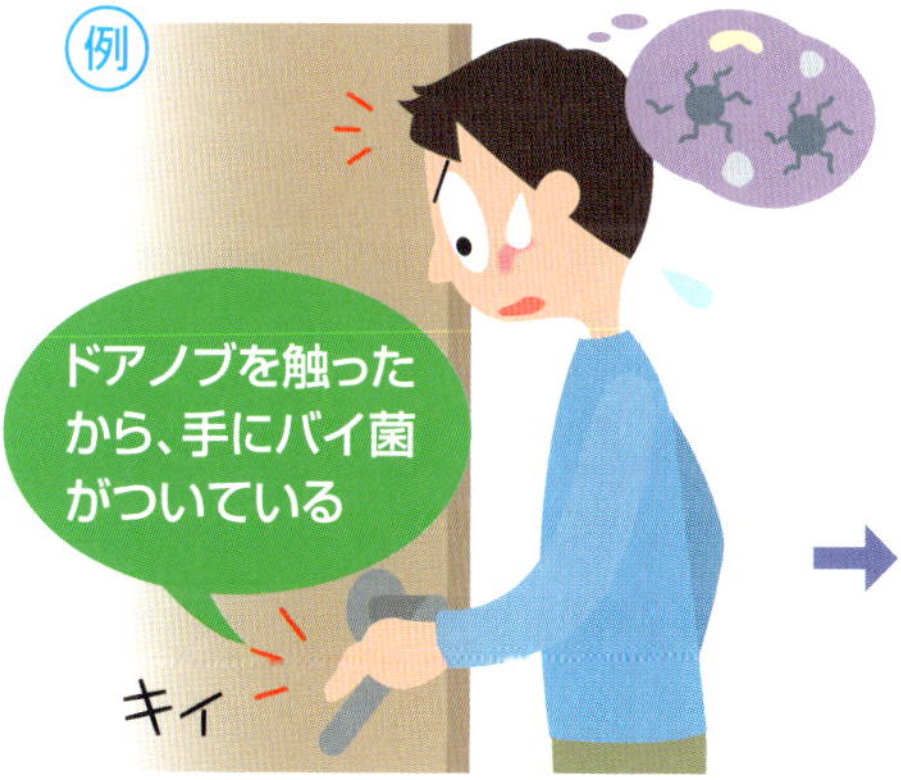
ドアノブを触ったから、手にバイ菌がついている
キィ

ドアノブを触ったあとは、何十分も手を洗い続ける

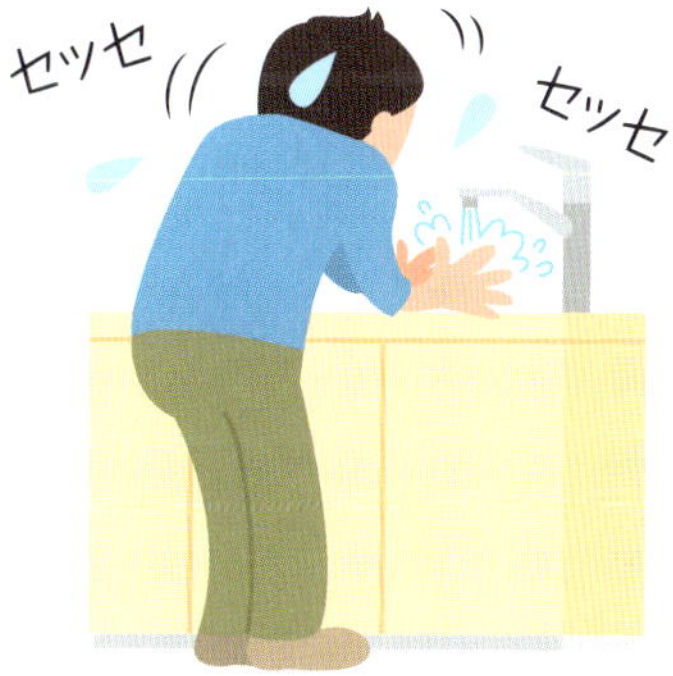

その他の例

●トイレのあとは、目に見えない小さな粒の排泄物が全身についているに違いない	→	シャワーを浴びて、服も着替える
●前髪が左右対称でない気がする	→	左右対称を求めて、髪を切り過ぎる
●縁起の悪い数字は避けなければ、必ず悪いことが起きる	→	縁起のいい数字か、その倍数で終わらせなければ気がすまない
●戸締まりが不十分な気がして、安心できない	→	何度も戸締まりを確認しに戻ってしまう

家族や周囲の人に対しても…

ルールとして強要したり、安全の保証を何度も確認したりする

例

- 帰宅したら、すぐに「手洗い→シャワー→着替え」を強要
- 汚れがつくので、洗濯物を外に干してはいけない
- 「汚れていないか?」「危なくないか?」、何度も確認する

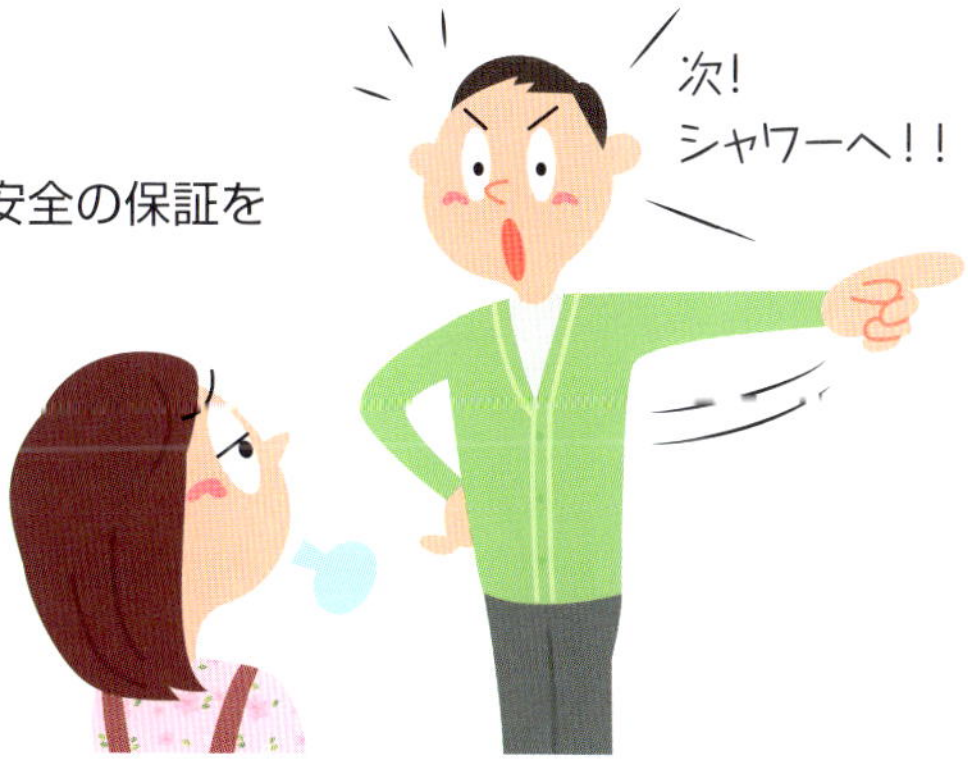

心的外傷後ストレス障害（PTSD）と急性ストレス障害

「心的外傷後ストレス障害（PTSD）」（以下、PTSD）は、過去のつらい経験や、悲惨な経験によって引き起こされる病気です。

人は、命に関わるような危険な体験や、あまりにもつらい出来事を体験したりすると、衝撃的な記憶として心（脳）に刻み込まれることがあります。これを「トラウマ（心的外傷）」といい、まさに心に深い傷を負った状態です。このトラウマによって、心身の様々な症状に悩まされるのがPTSDです。

PTSDには、3つの主な症状があります。

「侵入症状」は、トラウマの原因となった出来事を再体験する症状です。再体験といっても、実際に体験するのではなく、突如、当時の感覚や感情がリアルによみがえるのです。「フラッシュバック」といって、突然、その出来事を思い出すこともあれば、悪夢として現れることもあります。侵入症状が起こったときは、発汗や動悸、緊張といった身体症状も現れます。

「回避・麻痺《まひ》症状」は、トラウマ体験と関連する場所や状況、行動、思考、会話などを回避しようとするもので、トラウマ体験そのものを思い出せなくなることもあります。このような回避行動は、活動範囲を狭め、孤立感を強めることにもつながります。また、感情を鈍化させることで回避しようとするため、愛情や幸福感を感じにくくなることもあります。

「過覚醒《かかくせい》症状」は、精神的な緊張が高まることで起こる症状です。警戒心が強くなり、眠れない、眠りが浅い、怒りっぽい、集中力が低下するなどの症状がみられます。過度の警戒心から、常にビクビクしていることもあります。

これらの症状が1ヵ月以上続き、苦痛や日常生活に支障を来している場合、PTSDと診断されます。症状の持続が1ヵ月未満の場合は、「急性ストレス障害*」という診断名になります。

用語解説　急性ストレス障害　心的外傷（トラウマ）を受けたあとに、侵入症状や回避・麻痺症状、過覚醒症状が現れるが、1ヵ月以内に自然に治まる一過性の障害。

心的外傷後ストレス障害（ＰＴＳＤ）の特徴と症状

PTSDの引き金となるトラウマ体験

- 自然災害（地震、津波、台風、洪水、火事などの被害、避難生活）
- 犯罪・暴力（傷害、殺人、強盗、レイプ、家庭内暴力など）
- 事故（交通事故、転落など）
- 虐待・いじめ
- 喪失体験（家族や親しい人の死、ペットの死、家屋の倒壊など）

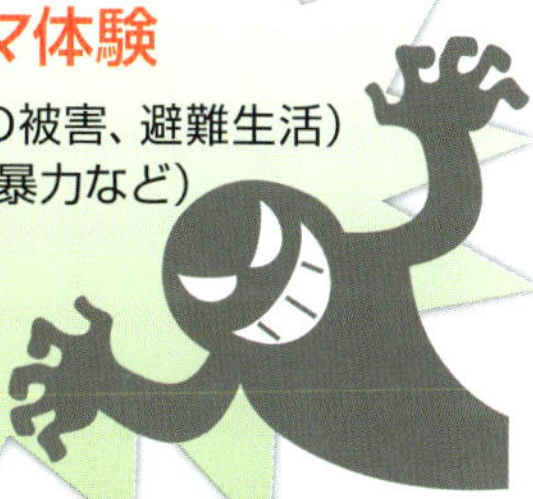

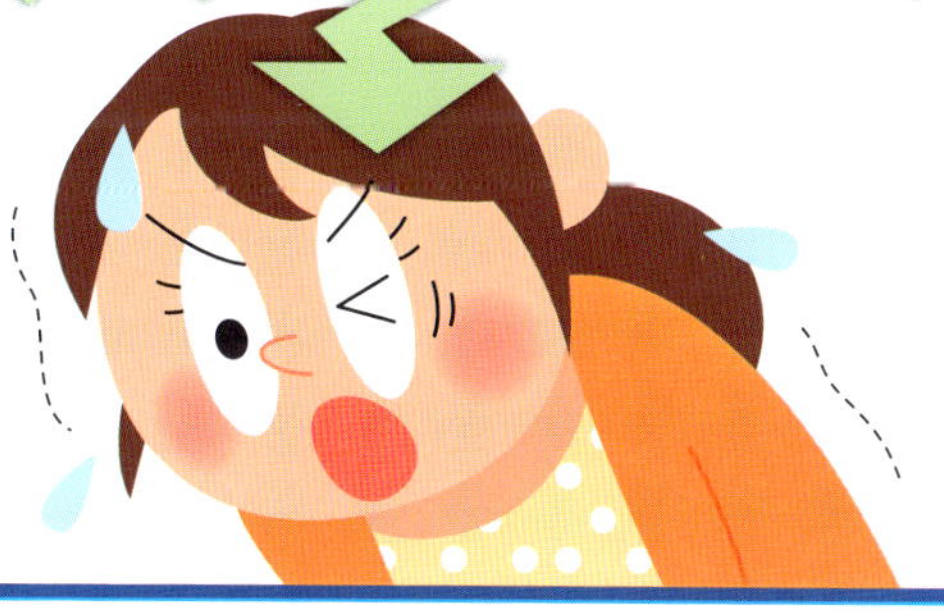

PTSDの3つの症状

侵入症状

- トラウマ体験の記憶やイメージがよみがえる
- トラウマ体験や関連した内容の悪夢を見る
- トラウマ体験を再体験することによる発汗、動悸、緊張など

回避・麻痺症状

- トラウマ体験に関することを一切考えない、話さない
- トラウマ体験に関連する場所や状況、人などを避ける
- トラウマ体験そのものを部分的に、あるいは全て思い出せない
- 行動範囲が狭まる
- 孤立感が増す
- 感情が麻痺して、愛情や幸福感を感じなくなる
- 日常生活自体への関心を失う

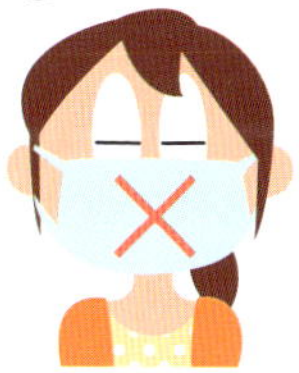

過覚醒症状

- 常に警戒心が強い
- 睡眠障害
- 集中力の低下
- イライラして、怒りっぽい
- 常にビクビクしている

3つの症状が1ヵ月以上続く場合→「心的外傷後ストレス障害（PTSD）」
3つの症状が1ヵ月未満の場合　→「急性ストレス障害」

全般性不安障害

「全般性不安傷害」とは、常に漠然とした不安を抱えている状態をいいます。

通常、不安を感じるときには理由があり、その理由がなくなれば不安も解消します。試験の前に不安になっても、試験が終われば不安もなくなるということです。しかし、全般性不安傷害では、試験が終わっても、今度は別の不安が湧いてきて、不安が尽きることがありません。1日の大半を不安にかられて過ごしているのです。

では、全般性不安障害では、どんなことが不安になるのでしょうか?

他の不安障害では、不安や恐怖の対象は限られています。社交不安障害では、人と交流する場面を恐れ、パニック障害では、いつパニック発作が起こるかわからないという不安にとらわれます。限局性恐怖症では、恐怖の対象が複数あることが多いですが、それでも3つくらいに限定されます。つまり、限定された対象への不安が長期に渡って持続するのです。

しかし、全般性不安障害の場合、1つの出来事に対する不安が持続するわけではなく、その不安が終わると、別の出来事への不安が始まるといった具合に、次々と不安の対象が変わります。

全般性不安障害の人の不安の内容は、「家族の健康や安全」、「仕事でミスをしないか」、「今月、家計は足りているか」、「人間関係はうまくいっているか」など、誰もが日々経験している日常的な不安です。些細といえば些細な不安が、日常生活に支障を来すほどに、過剰にくり返されているのです。

さらに、過剰な不安が続くことによって、緊張や集中力の低下、焦燥感などの精神症状や、頭痛や肩こり、不眠、倦怠《けんたい》感などの身体症状も現れます。

全般性不安障害は不安の内容が一般的なだけに、なかなか病気として認識されにくいのですが、早めの受診と治療が必要なのは、言うまでもありません。

第1章 不安障害の成り立ちと症状

全般性不安障害の特徴と症状

不安の内容
- 子どもが病気になったらどうしよう
- 子どもが悪い友人とつき合っていないか
- 近所で陰口を叩かれていないか
- 夫が帰りに交通事故に遭ったらどうしよう
- 今月の生活費は足りるだろうか
- 仕事でミスをしていないか
- 部下や同僚に嫌われていないか

など…

→ **次から次へと不安になり、不安が尽きることがない**

全般性不安障害で現れる症状

精神的な症状	● 緊張　● 神経過敏 ● 集中力低下　● イライラ ● 焦燥感　● 離人感　　など ● 非現実感
身体的な症状	● 頭痛　● 肩こり ● 震え　● 倦怠感 ● 息苦しさ　● めまい ● 不眠　● 頻尿、下痢　　など

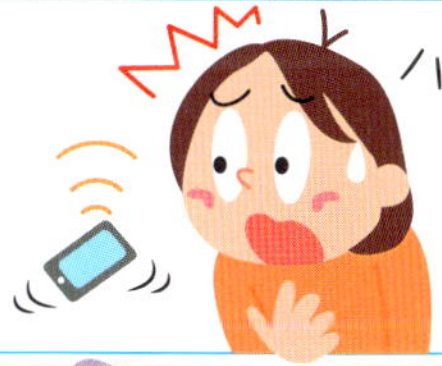

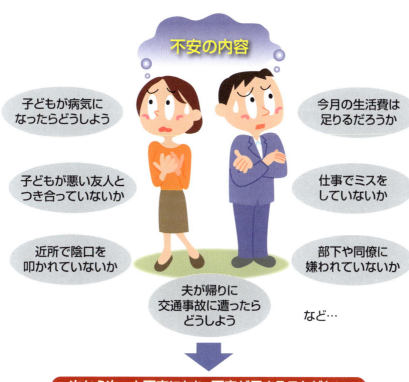

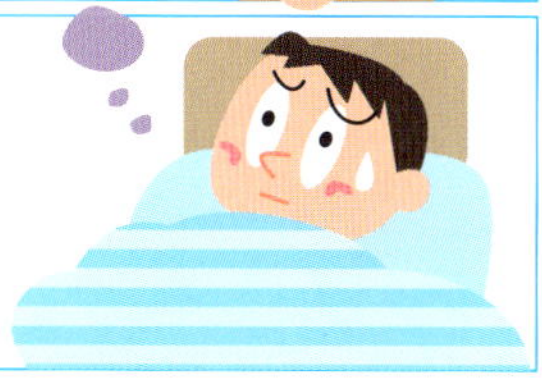

その他の不安障害

●分離不安障害（分離不安症）

「分離不安障害」は、親など愛着を持った存在と離れることを極度に恐れるものをいいます。年齢の低い子どもに多くみられる不安障害で、思春期以降に起こることは稀です。

幼い子どもは、親が自分のそばからいなくなると不安を感じますが、また戻ってくるということを学習することで、不安は次第に治まってきます。

しかし、分離不安障害では、親と離れたときの不安が病的に強く、親が事故に遭うのではないか、死んでしまうのではないか、などという恐怖で頭がいっぱいになります。親と離れるのが嫌で、1人で出掛けることを拒んだり、学校へ行けなくなることもあります。親が離れることがわかると、頭痛や腹痛、吐き気などの身体症状が現れることもあります。

分離不安障害は、不登校から学業困難や孤立につながることがあるので注意が必要です。

●選択性緘黙《かんもく》

言語能力があるにもかかわらず、話せなくなることを「緘黙」といいます。「選択性緘黙」は子どもに多くみられる不安障害で、家族や親しい友人とは話せるのに、幼稚園や学校、知らない人など、特定の状況下では話せなくなります。

学校では、教師が読み方の技能などを評価しにくいため、成績に影響したり、必要なことを教師に報告できないため、トラブルになることがあります。

●他の医学的疾患による不安障害（不安症）

甲状腺機能亢進症*や脳炎、てんかんなど、身体の病気が原因で不安障害と同様の症状が出ることがあります。

●物質・医薬品誘発性不安障害（不安症）

鎮痛薬や麻酔薬、副腎皮質ホルモン薬などの医薬品や、カフェイン、アルコール、大麻など、特定の物質が不安障害を誘発することがあります。

用語解説　甲状腺機能亢進症　甲状腺の働きが過剰になり、全身の代謝が異常に高まる病気。バセドウ病のほか、甲状腺炎や薬の影響などで起こることもある。

その他の不安障害の特徴

子どもに多くみられる不安障害

分離不安障害

親など愛着のある存在と離れることを極度に恐れる

選択性緘黙

家族や親しい友人とは話せるのに、幼稚園や学校などに行くと話せなくなる

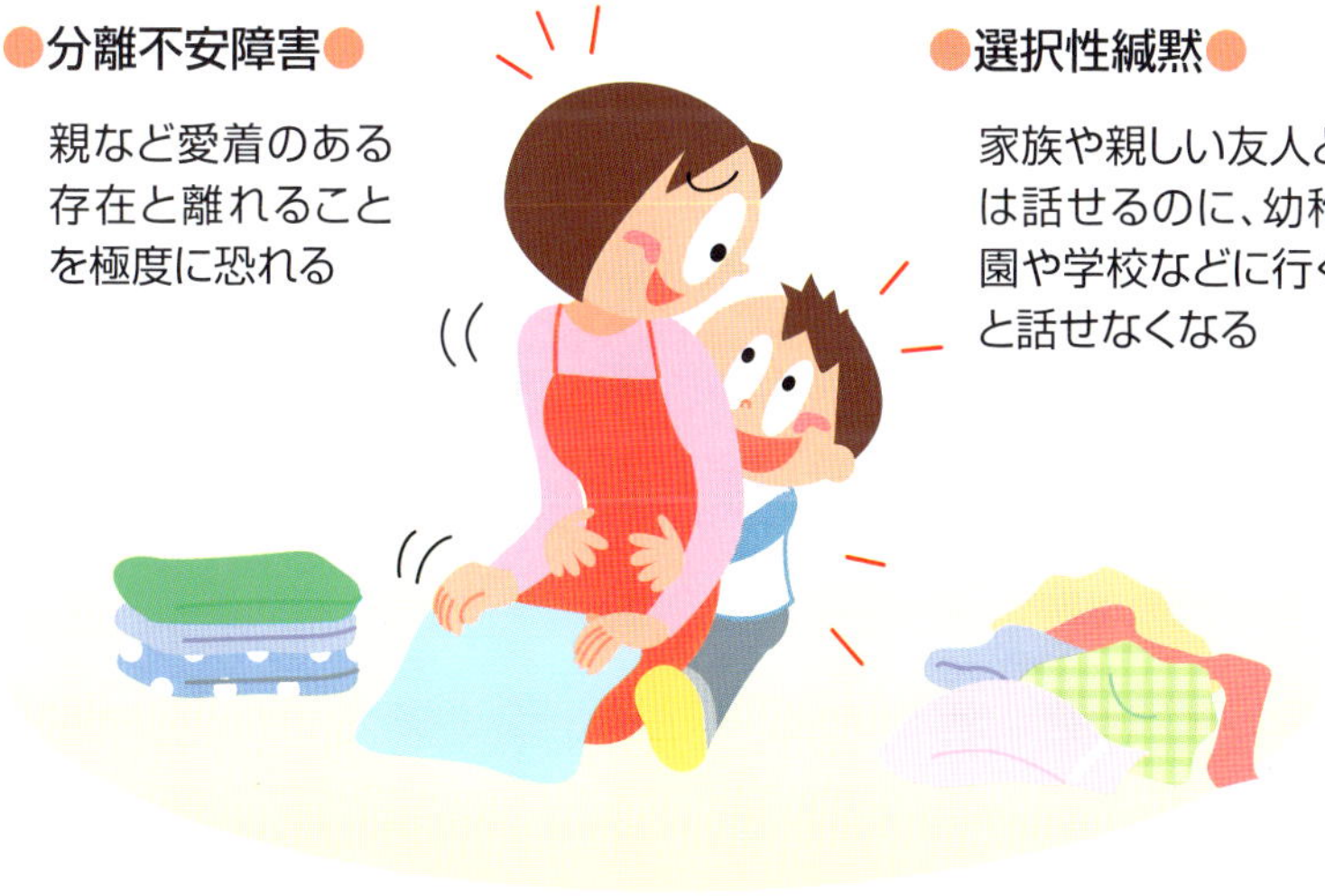

不安障害を引き起こす身体の病気

- 内分泌疾患（甲状腺機能亢進症、褐色細胞腫、低血糖症、副腎皮質機能亢進症など）
- 心血管系疾患（うっ血性心不全、肺塞栓症、不整脈など）
- 呼吸器疾患（慢性閉塞性肺疾患、ぜんそく、肺炎など）
- 代謝性疾患（ビタミンB_{12}欠乏症、ポルフィリン症など）
- 神経疾患（脳炎、てんかん、前庭機能不全など）

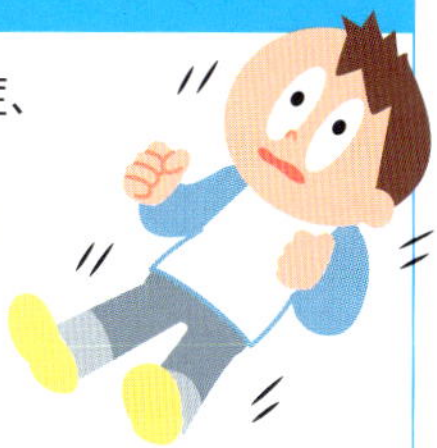

不安障害を引き起こす物質・医薬品

- アルコール
- カフェイン
- 大麻、コカイン
- 二酸化炭素
- ガソリンや塗料などの揮発性物質
- 医薬品（麻酔薬、鎮痛薬、気管支拡張薬、インスリン、経口避妊薬、抗ヒスタミン薬、副腎皮質ホルモン薬、抗精神病薬、抗うつ薬など）

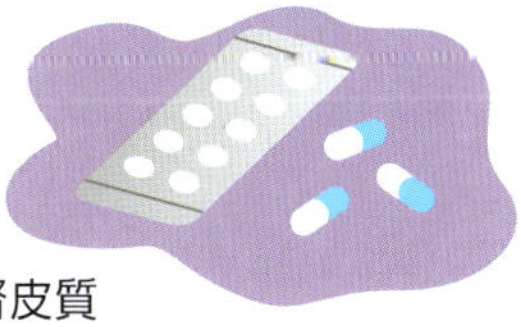

不安を呈する精神疾患は他にもある

症状が似ている病気が多い

不安障害は不安を主症状とする病気ですが、不安を呈する精神疾患は、不安障害以外にもあります。中でも、「うつ病」や「適応障害」、「統合失調症」では、不安や恐怖が主症状になることがあります。不安障害と区別することが重要ですが、これらの病気と不安障害を併発するケースも少なくありません。

うつ病とは、気分の落ち込みや意欲の低下などが長い間持続し、日常生活に支障を来す病気です。うつ病にはいくつかのタイプがあり、「不安性のうつ病」では、強い不安や恐怖をともないます。ただ、不安障害とうつ病は合併しやすく、同時に診断されるケースや、不安障害が重症化してうつ病につながるケースもあります。

適応障害は、日常生活におけるストレスに起因する過剰反応です。抑うつと不安が主症状ですが、原因として明らかなストレスがあり、そのストレスがなくなれば、多くは症状も改善されます。

一方で、統合失調症の人が訴える不安や恐怖は、不安障害やうつ病、適応障害のそれとは性質が異なります。統合失調症は幻覚や妄想*を主症状とする病気で、統合失調症の人が訴える不安や恐怖は、多くが幻覚や妄想によるものです。現実には存在しない声（幻聴）に怯《おび》えたり、強い被害妄想から「殺し屋に命を狙われている」と怯えたりと、不安や恐怖の対象が非現実的なものであることが多いのです。これに対して、不安障害の不安や恐怖は、「ヘビが怖い」、「他人に批判されるのが怖い」、「子どもが病気にならないか不安」など、健康な人にも理解できる現実的な内容であることがほとんどなので、その点が統合失調症とは大きく異なります。

用語解説　幻覚・妄想　幻覚とは、幻聴や幻視など、実際にはないものをあるように感じること。妄想とは、ありえないことを事実だと強く確信している状態をいう。

不安が主な症状であっても別の病気であることも…

症状が似ていても「不安」や「恐怖」の対象や原因が異なる

うつ病・適応障害との違い

●不安障害●	症状を起こす対象が限定され、それ以外は大丈夫
●うつ病●	ほぼ毎日症状が現れ、長時間続く
●適応障害●	主にストレスが原因で、ストレスが緩和すれば症状も治まる

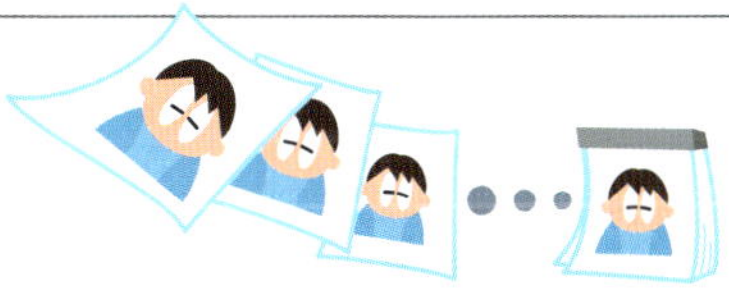

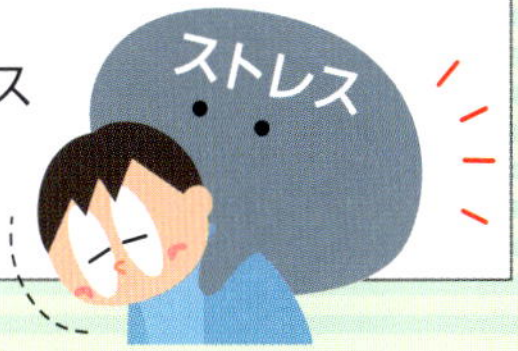

統合失調症との違い

●不安障害●	現実的なものに不安や恐怖を感じる
●統合失調症●	非現実的なものに怯える

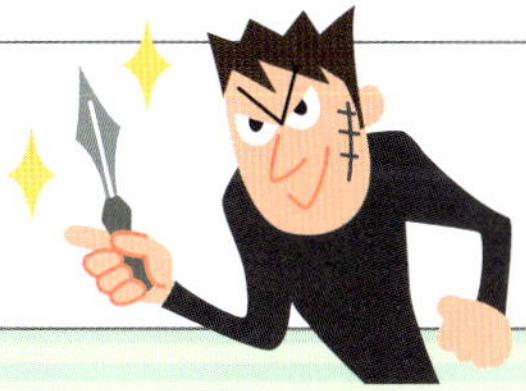

見分けるのが難しいケースや併発していることもあるので、専門医へ相談を…

不安障害が原因で起こる体の病気と障害

心の不調は体にも影響する

　不安障害はこころの病気ですが、多くの不安障害は体にも不調をもたらします。

　不安障害でみられる身体症状の多くは、自律神経の働きによるものです。自律神経とは、自分の意思とは関係なく働く神経のことで、循環器系、呼吸器系、消化器系、内分泌機能、生殖機能、代謝、発汗、体温調節など、生命維持に必要な体の機能をコントロールしています。自律神経には、促進に働く交感神経と、抑制に働く副交感神経の2種類があり、緊張したときは交感神経が、リラックスしたときは副交感神経が優位に働くようになっています。

　人は不安や恐怖を感じると、身を守るために体は緊張状態になり、交感神経が活発になります。不安障害では、動悸や発汗、息苦しさなどをともなうことがありますが、これらは交感神経の働きによるものです。激しい身体症状が現れるパニック発作時には、交感神経がとくに過剰に働いていると考えられます。

　不安が体にもたらす長期的な影響についても、近年、いくつかの報告があります。欧米や台湾の研究によると、パニック障害の患者さんが狭心症や心筋梗塞《こうそく》といった冠動脈疾患にかかる危険率は、パニック障害のない患者さんにくらべて約2倍であるとされています。また、台湾の研究では、不整脈の1つである心房細動*にかかる危険率も調べており、こちらも約2倍という結果でした。

　パニック障害の患者さんは、心血管系の病気にかかる危険が高いということはわかりましたが、そのメカニズムは明らかではなく、自律神経の変化が関係しているのではないかと考えられています。

用語解説　心房細動　不整脈の１つで、心房がけいれんするように小刻みに動く状態をいう。これによって血栓ができやすくなり、脳の血管を詰まらせることがある。

不安障害は重大な体の病気を招くこともある

不安障害（パニック障害）が体にもたらす影響

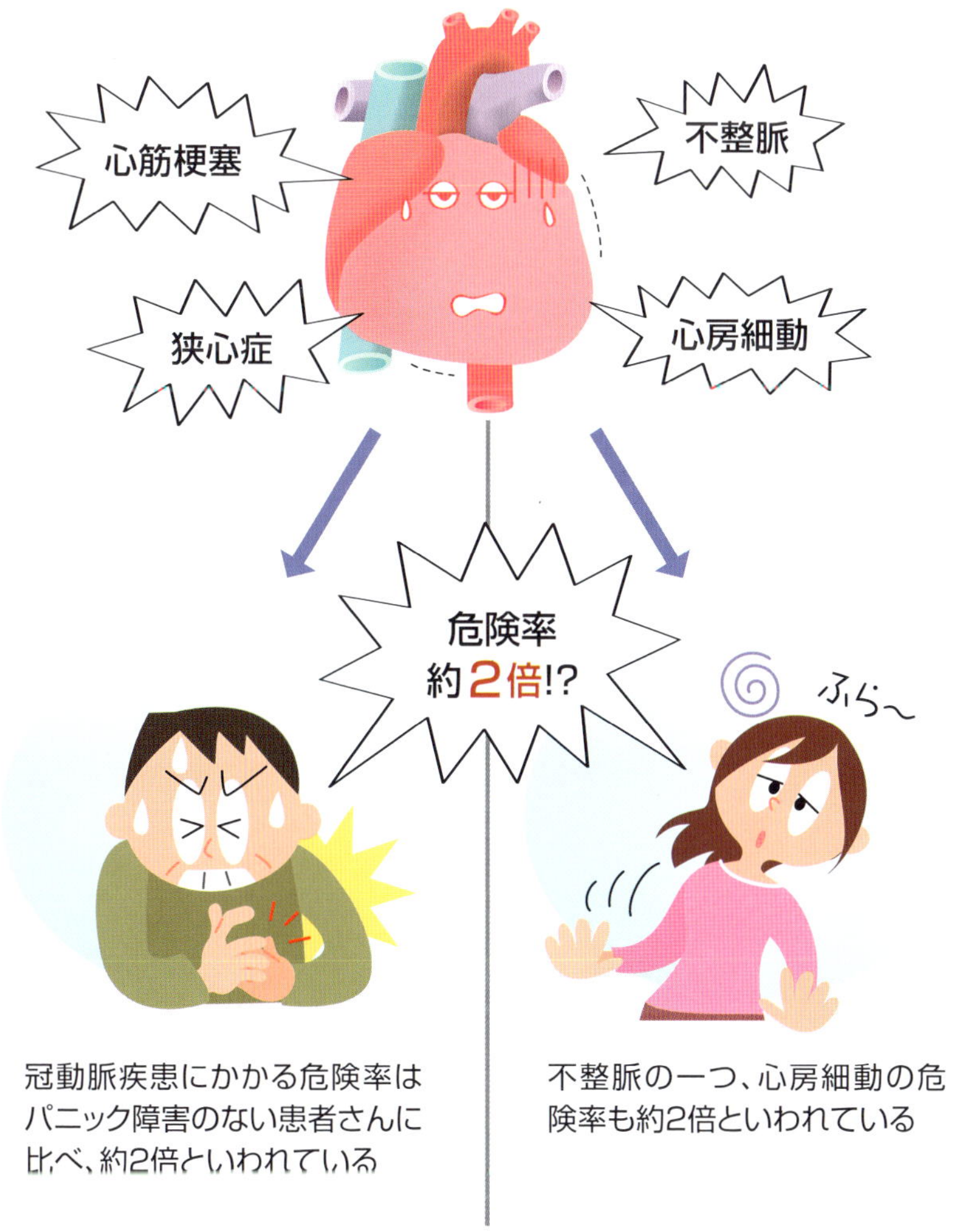
心筋梗塞
不整脈
狭心症
心房細動
危険率
約2倍!?
ふら～
冠動脈疾患にかかる危険率はパニック障害のない患者さんに比べ、約2倍といわれている
不整脈の一つ、心房細動の危険率も約2倍といわれている

医療の進歩で克服できる病気に

適切な治療が回復の基本

不安障害は治療が必要な病気です。治療を受けずに自然に回復するケースは極めて少ないとされています。治療の遅れは、回復の遅れにそのままつながり、病状を悪化させます。しかし、言い換えれば、早期に適切な治療を施せば、つらい症状は克服できるということです。

不安障害の治療は、薬物療法と精神療法を中心に行われます。不安障害では、症状が次の症状を招くという悪循環が形成されるため、まずは薬物療法で症状を抑えて、いち早く苦痛をやわらげることが重要です。薬物療法を続けながら、ものの受け取り方や考え方を修正していく精神療法を行います。患者さんの状態に合わせて、薬物療法と精神療法をうまく組み合わせて行うことで、高い治療効果が得られるのです。

不安障害の薬物療法というと、性格を変えられてしまうのではないか、薬を止められなくなるのではないか、などと心配される人もいるようですが、そのようなことはありません。不安障害の治療は長期に渡るので、有効性と安全性が確立した薬が用いられます。また、性格が変わるとしたら、症状が治まることで、本来の落ち着きや明るさを取り戻すといったことはあるかもしれません。

不安障害には様々な種類の病気があり、複数の病気を併発している場合もあります。また、他の精神疾患を併発することもあります。まずは専門医を受診し、正しい診断を受けることが重要です。

そして、治療の意味や必要性を正しく理解し、できるだけ早期に適切な治療を受けることこそが、回復の基本になります。

不安障害は克服できる

強い不安で生活が困難に感じたときは……

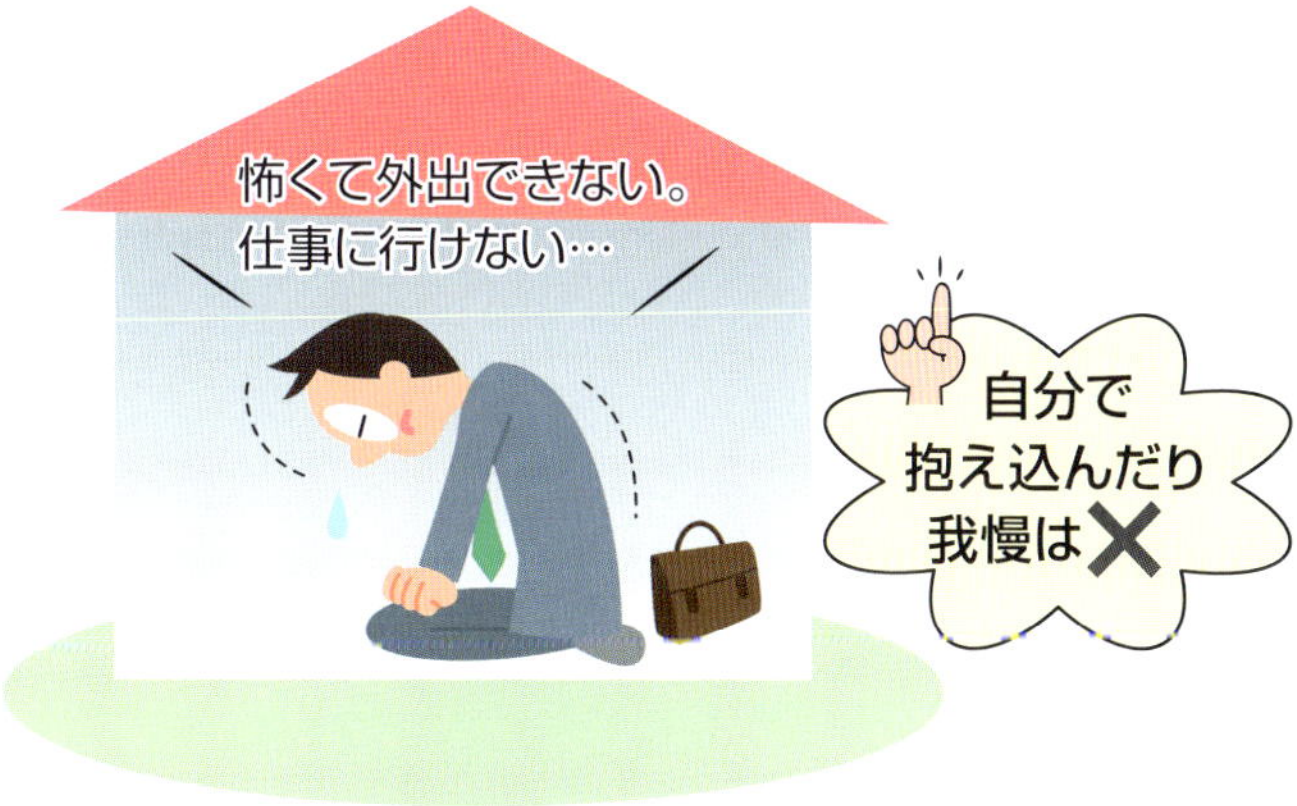
怖くて外出できない。
仕事に行けない…
自分で
抱え込んだり
我慢は✕

だから…

すぐに精神科に受診して病気を発見してもらおう

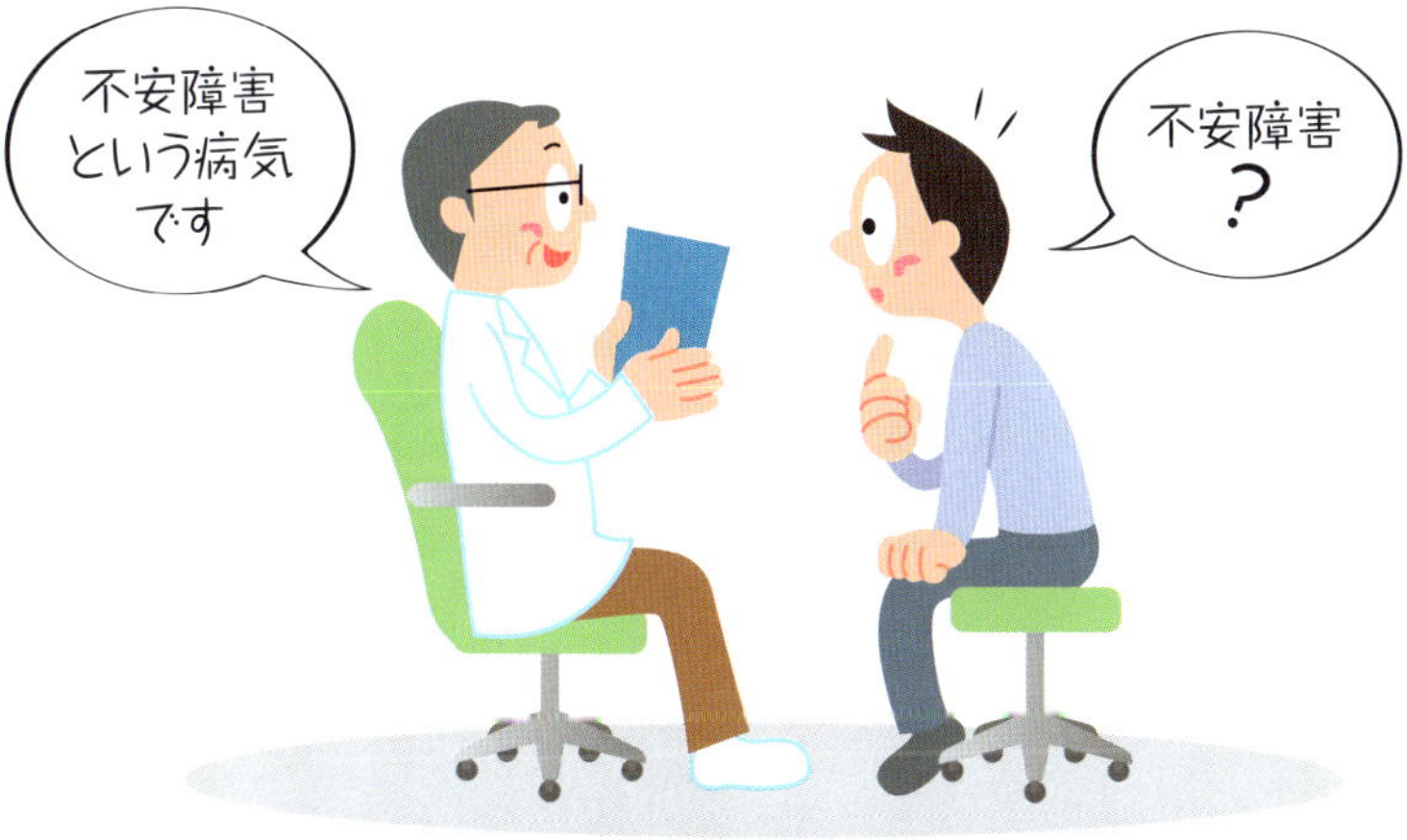
不安障害
という病気
です
不安障害
？

不安障害は適切な治療で克服できる

column

数年にわたって続く「残遺《ざんい》症状」

病気の初期症状がおさまったあとも、いくつかの症状が長く続くものを「残遺症状」といいます。パニック障害では、パニック発作がおさまったあとに、残遺症状がじわじわと続くことがあります。

パニック障害はパニック発作を引き金に発症し、その後、何度か発作をくり返します。発作がくり返し起こるのは急性期で、次第に発作の回数が減り、慢性期へと移行します。残遺症状が現れるのは、発症して半年〜数年後の慢性期に入ってからです。

パニック障害の残遺症状には、頭痛や肩こり、動悸、息切れ、脈が飛ぶ、胸痛、寒気、耳鳴り、視野がチカチカする、手が冷たい、喉が詰まった感じがするなどの身体的症状のほか、気が遠くなりそうな気がする、感情が湧かない、体が浮いているように感じる、いつも胸騒ぎがする、現実感がないなど精神的症状もみられます。いくつかの症状はパニック発作に似ていますが、パニック発作ほど激しくはありません。いずれも始まりや終わりがはっきりせず、すっきりしない不快な症状がだらだらと数年間、長い人では10〜20年くらい続くことがあります。

残遺症状が現れやすいのは、パニック障害の診断と治療を受けることなく、病気を放置していた場合や、治療が不十分であった場合などです。発作がおさまって年月が経ち、残遺症状だけを訴えて受診すると、「自律神経失調症」などと診断され、適切な治療を受けられないケースもあります。

パニック障害の治療を正しく続ければ、残遺症状は防ぐことができます。また、時間が経過した場合でも、パニック障害の治療を受けることで、症状を軽くすることができます。

第2章

正しい診断を受けることがとても重要

不安障害は早期に発見し、適切な治療を施せば、克服できる病気です。つらい症状は我慢せず、早めに専門医を受診しましょう。本章では、検査と診断の流れ、併発しやすい病気や間違われやすい病気について解説します。

疑わしければ、まず受診を

自己判断や我慢は回復を遅らせる

不安は、誰もが日常的に経験している感情です。不安障害でみられる不安症状の多くは、健康な人も感じている不安の延長線上にあります。どこまでが健康な不安で、どこからが病的な不安なのか…。そのわかりにくさが受診の遅れを招き、病状の悪化につながっているように思われます。

不安が強くて仕事や家事が手に付かない。人間関係がうまくいかない。怖い思いをしたくないから、やりたいことや行きたい場所もできるだけ避けるようにしている。このような症状に日常生活が侵害され、本来の能力を発揮できないでいるとしたら、病的な不安を疑うべきです。

病的な不安は、性格や考え方の問題ではありません。原因は脳機能の誤作動にあり、薬物療法と精神療法を中心とした治療が必要なのです。

今は様々な治療法が進み、不安障害は治療すれば克服できる病気になっています。しかし実際は、受診に至らないまま、強い不安と困難を抱えたまま過ごしている人がたくさんいます。

不安障害の個々の病気は、他の不安障害を併発することが少なくありません。さらに、不安障害では、うつ病や統合失調症など、不安障害以外の精神疾患を併発するケースも多く、最初の病気の発見が遅れれば遅れるほど併発のリスクは高まり、回復も難しくなります。どんな病気にも言えることですが、不安障害も早期治療が功を奏するということです。

日常生活を脅かすような不安は、我慢したり、自己判断で放置したりしてはいけません。早期に適切な治療を受けるためにも、早めに専門科を受診するようにしてください。

不安障害が疑われる症状

こんな症状はありませんか？

- [ ] 特定の場所や状況で普段とはかけ離れた不安を感じ、その不安が続いている
- [ ] 何が不安かわからないけれど、漠然とした不安を感じている
- [ ] 落ち着きがなくイライラしていて、それを周囲の人に度々指摘される
- [ ] 周囲の人にわけもなく甘えたくなったり、そばに誰かいないと不安になることがある
- [ ] 周囲の人にわけもなく攻撃的になったり、憎しみが湧いてきたりする
- [ ] 物事を何度も確認しないと気がすまないことがある
- [ ] 動悸、頭痛、めまい、吐き気、発汗、しびれ、胸苦しさなど、原因不明の身体症状がある
- [ ] 体調が少し変化しただけで、「このまま死んでしまうのではないか」「重大な病気ではないか」と不安になる
- [ ] アルコールや食べ物、薬に過剰に執着している

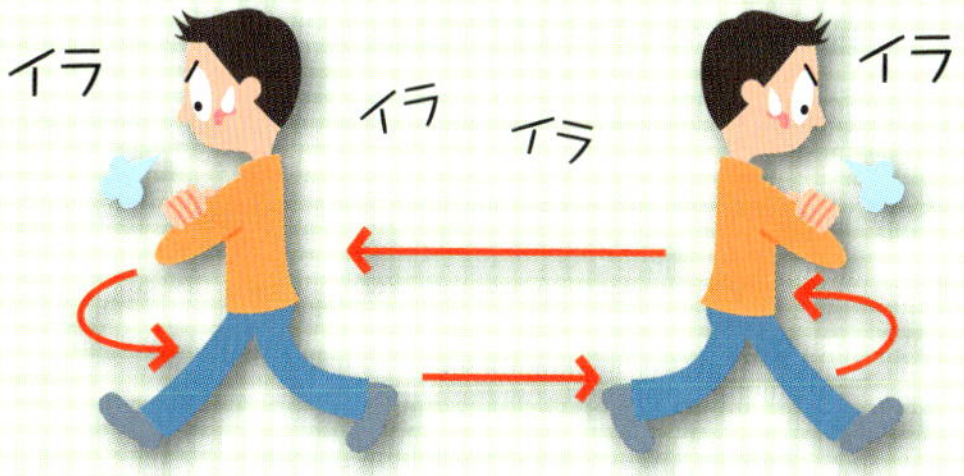

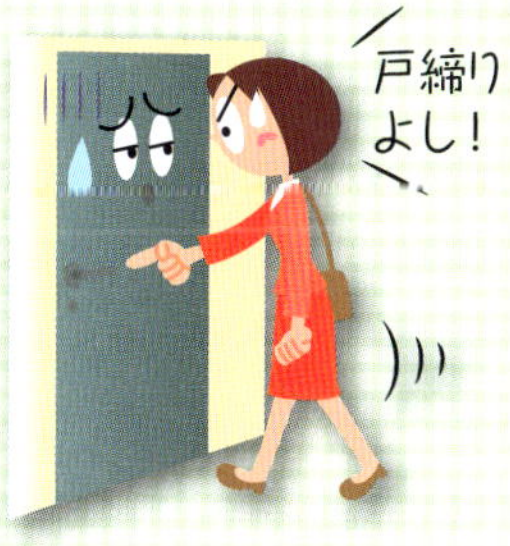

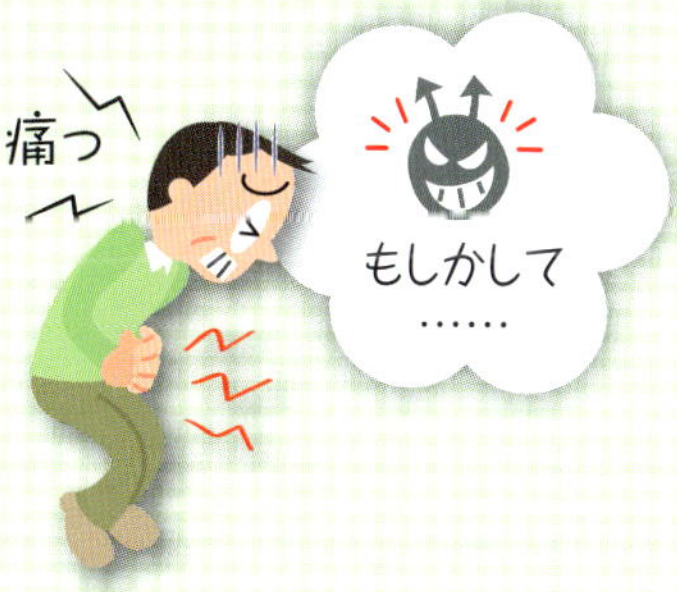

どんな医療機関・診療科に行けばいいのか？

受診は専門の精神科医がいる医療機関で

早期に適切な治療を受けるためには、早期に不安障害を正しく診断してもらう必要があります。では、不安障害が疑われるときは、何科を受診すればよいのでしょうか？

まずは、精神疾患の専門科である「精神科」です。「精神神経科」や「神経科」と書かれている場合もありますが、いずれも精神科と同じです。ただし、「神経内科」と書かれている場合は、脳や脊髄、神経の病気を専門としており、精神科ではありませんから注意してください。

また、精神的なストレスが関係している体の病気を扱う専門科として、「心療内科」という科目があります。心療内科でも不安障害を扱っていますが、すべての精神疾患を対象としているわけではなく、うつ病など一部の精神疾患しか診ないところもあります。というのも、心療内科には、内科を専門とする医師がやっているところと、精神科を専門とする医師がやっているところがあるのです。不安障害の場合、他の精神疾患を併発してくるケースや、すでに背後に他の精神疾患が潜んでいるケースが少なくありません。こうした複雑な病態を診断・治療するのは、やはり精神科の専門医でなければ難しいといえます。心療内科を受診するときは、事前に電話などで確認するとよいでしょう。

精神科は、大学病院や総合病院に設置されているほか、精神科のみの専門病院もあります。最近は、精神科のクリニック（開業医）も増えています。不安障害と診断された場合、治療は長期に渡りますので、通いやすさや周辺の環境なども考え合わせて、受診先を選ぶようにしましょう。

はじめての受診は「精神科医」のいる医療機関へ

精神科医のいる診療科

- 精神科、精神神経科、神経科
- 心療内科

心療内科は、内科医が
やっている場合もあるので注意！

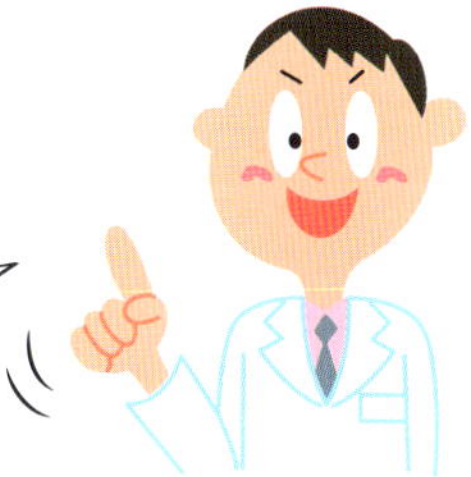

精神科のある医療機関

- 大学病院、総合病院
- 精神科病院
- クリニック

大学病院や総合病院には、体の検査やMRIなどのくわしい検査を同じ病院で受けられるというメリットがあります。一方、精神科専門の病院やクリニックには、より専門性が高いというメリットが考えられます

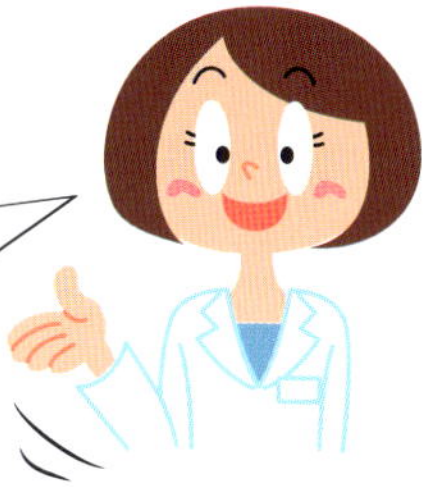

医療機関を選ぶときのポイント

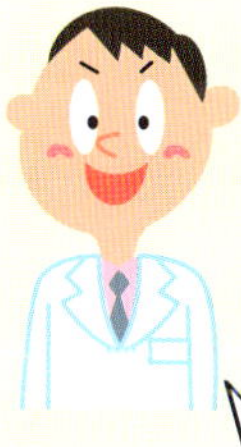

- 精神疾患を専門とする精神科医がいるかどうか
- 薬物療法だけでなく、精神療法が充実しているかどうか
- 通いやすいかどうか（交通の便）
- 居心地がよいかどうか（病院や周辺の環境）

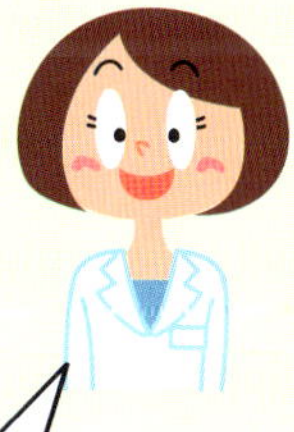

不安障害では、人込みや公共の交通機関に恐怖を感じ、避けたがる症状（回避行動）が現れることがあります。本人にとって通いやすいかどうか、居心地がよいかどうかは、とくに重要なポイントになります

診断までには、どんな検査をするのか？

問診で症状などを確認する

精神科の診察は、医師による面談、すなわち「問診」を中心に行われます。

問診では、どんな症状があるのか、精神的な症状はもちろん、身体的な症状についても確認する必要があります。その症状はいつ頃から現れるようになったのか、その症状は常に続いているのか、そうでない場合はどんな状況で、どのくらいの頻度で起こっているのかなど、これまでの経緯と現在の状況をくわしく聞かれます。「この程度の不安やつらさは、症状として扱われないのではないか…」などと思わず、自分自身がつらいと感じている症状があれば、すべて医師に伝えましょう。

精神疾患の場合、「日常生活にどんな不便を感じているのか」ということも重要なポイントになります。不安障害では、不安や恐怖につながる状況を避ける回避行動がみられることがあります。とくにパニック障害などで広場恐怖を併発している場合は、行動範囲が狭められ、日常生活や社会生活に大きな支障を来します。また、強迫性障害では、強迫症状による強迫行為を家族にも強いることがあるため、本人だけでなく、家族の生活にも大きな支障を来していることがあります。

自覚症状とは関係ないと思われるようなことでも、生活上または仕事上、あるいは人間関係などで、困っていることや悩んでいることがあれば、ひと通り医師に伝えましょう。

さらに、問診では、過去にかかったことのある病気や、現在治療中の病気、服用中の薬などの既往歴、職歴や仕事の内容、結婚歴や離婚歴、家族の既往歴なども聞かれます。

はじめての受診で聞かれること

症状について

- 現在、どんな精神的症状・身体的症状がみられるのか
- その症状は、いつ頃から現れるようになったのか
- その症状は、常にあるのか、どんな状況で現れるのか
- 日常生活や社会生活に、どんな支障を来しているか　など

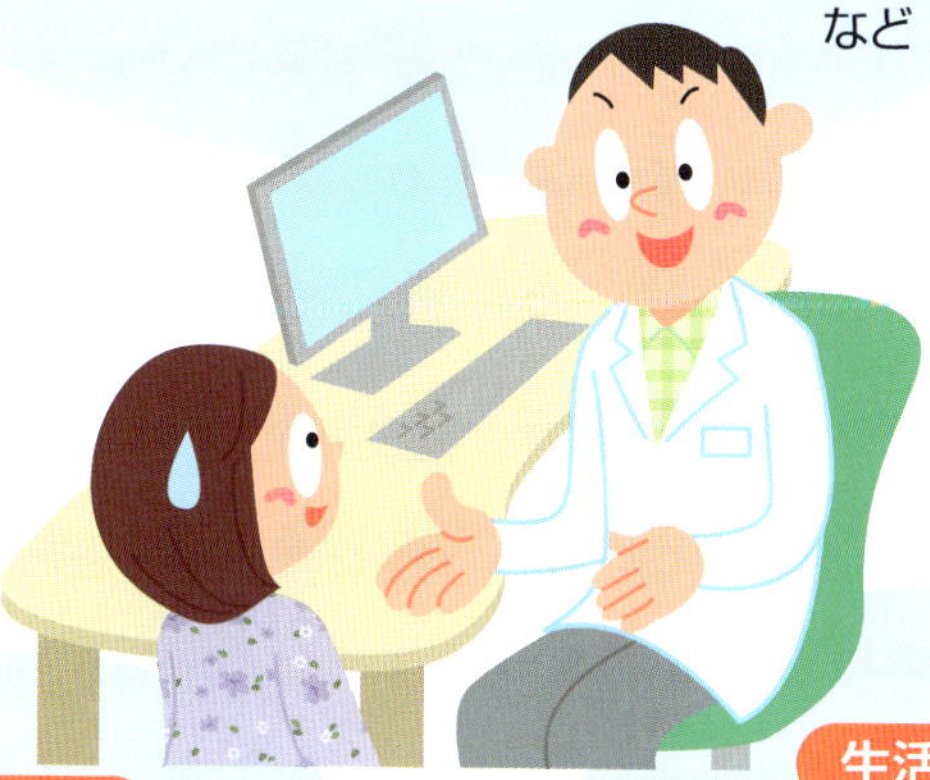

既往歴

- 首のすわり、初語など発達の遅れがあったか
- 過去にかかった病気、手術やケガの有無
- 現在、治療中の病気やケガ、服用中の薬　など

生活歴

- 生まれた土地や転居の経験
- 乳児期から学生時代までの家庭環境や友人関係
- 過去に体験したこと（災害、事件、事故）
- 職歴、仕事の内容
- 結婚歴や離婚歴、子どもの有無　など

家族歴

- 家族の既往歴（とくに精神疾患の有無）
- 自殺者（既遂・未遂）の有無　など

体の病気を検査

不安障害では、様々な不安症状のほかにも、頭痛やめまい、動悸、息苦しさや胸苦しさなどといった身体症状をともなうことが多いものです。

これらの症状がすべて心の問題で生じているとは限りません。また、不安症状そのものが、体の病気や薬など物質の影響で引き起こされる場合もあります。

とくに激しい身体症状をともなうパニック発作は、体の病気との区別が重要です。パニック発作と症状が似ている病気には、狭心症や心筋梗塞、不整脈、脳血管障害、低血糖発作、バセドウ病、メニエール病、＊僧帽弁逸脱症《そうぼうべん》、てんかん、熱中症などがあり、その症状が体の病気によるものなのか、それともパニック障害など不安障害によるものなのかを慎重に見極める必要があります。

そこで、問診のあとは、体の病気を調べる検査が行われます。体温、脈拍、血圧の測定、血液検査、尿検査、生化学検査、X線検査、心電図検査など基本的な検査のほか、必要と判断されれば、髄液検査や脳波検査、脳の画像検査（MRIやCTなど）を行うこともあります。不安症状やパニック発作に似た症状を示す病気の多くは、これらの検査で診断することができます。

精神科で体の検査というと、「心の不安を訴えて受診したのに、体をこんなに検査するなんて、ひょっとして重大な病気なの？」と、余計に不安になる人もいるかもしれません。

しかし、これらの検査は、どちらかというと体に病気がないことを確認するための検査です。また、万が一、体の病気が発見された場合は、その治療を迅速に行う必要があります。いずれにせよ、患者さんにとって安心につながる検査ですから、あまり不安に思わず、検査を受けてください。

用語解説 僧帽弁逸脱症　僧帽弁とよばれる心臓の弁が正常に閉まらなくなった状態をいう。多くは無症状で経過するが、動悸や胸痛、めまいなどがみられることもある。

体の病気を調べる検査

基本的検査

- 体温、脈拍、血圧の測定
- 尿検査
- X線検査

などの基本的検査

- 血液検査
- 生化学検査
- 心電図検査

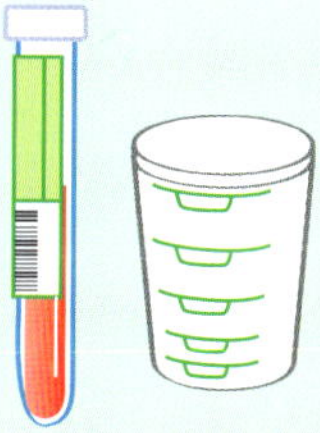

必要と判断されれば

髄液検査、脳波検査
脳の画像検査（MRI、CT）などを
行うこともある

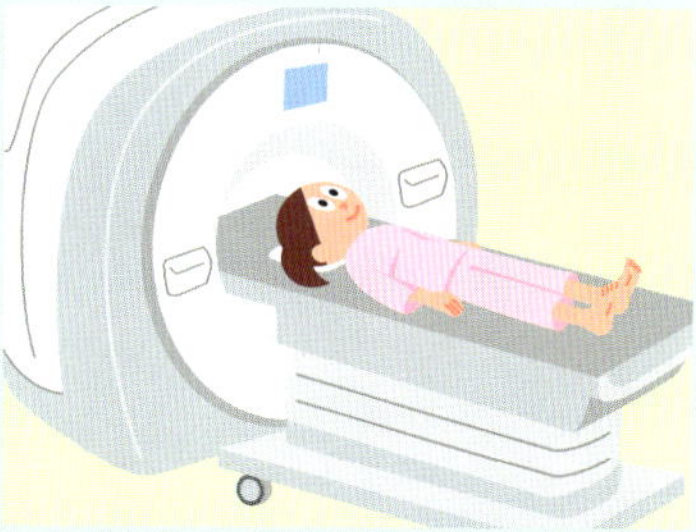

注意

不安障害・パニック発作と症状が似ている体の病気

- 狭心症、心筋梗塞
- 脳血管障害
- バセドウ病
- 僧帽弁逸脱症
- 熱中症
- 不整脈
- 低血糖発作
- メニエール病
- てんかん

など

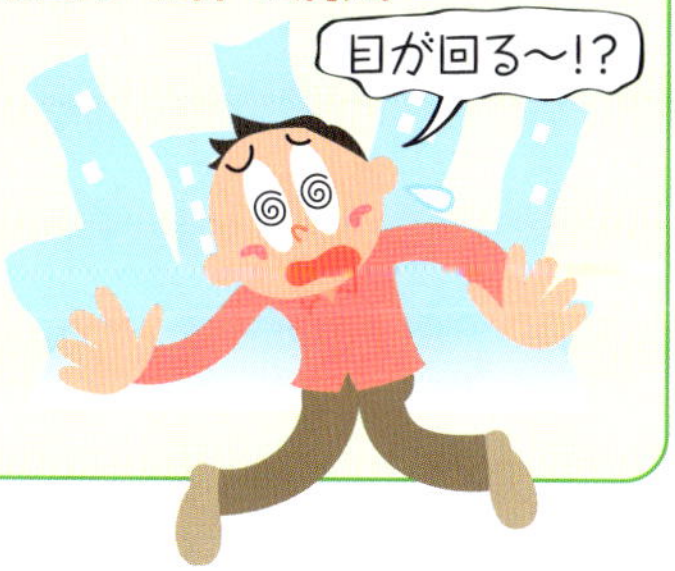
目が回る〜!?

最終的な診断には？

精神疾患が疑われれば、診断基準に照らして見極める

体の病気や物質の影響がないことがわかると、不安症状や身体症状の原因は心の問題に絞られます。ただ、不安障害にはいくつかの種類があり、不安障害以外の精神疾患にも不安を訴える病気が多くあります。正しい診断がなされなければ、適切な治療にはつながりません。そこで、診断を確定するために、改めて「診断基準」に沿った問診が行われます。

現在、精神疾患の国際的診断基準として、広く用いられているのが「DSM」と「ICD」です。

DSM（Diagnostic and Statistical Manual of Mental Disorders）は、アメリカ精神医学会が作成している精神疾患の診断基準・診断分類で、日本語訳の正式名称は「精神疾患の診断・統計マニュアル」。一方、ICD（International Statistical Classification of Diseases and Related Health Problems）は、病気やケガ、死因の統計を国際比較するために、WHO（世界保健機関）が作成した国際疾病分類で、日本語訳の正式名称は「疾病及び関連保健問題の国際統計分類」。いずれも必要に応じて改訂が重ねられており、最新版（2019年現在）は、「DSM－5」と「ICD－11」（日本国内での適用は2022年予定）になります。

どちらの診断基準を用いるかは、各医師の判断に委ねられています。国際的にはICDがスタンダードといえますが、ICDとDSMは、互いに整合性を重視して構成されているので、両者で大きく診断結果が変わるということはありません。

次項では、DSM－5とICD－10を参考に、主な不安障害の診断指標をまとめているので、気になる症状をチェックしてみましょう。

診断確定に用いられる「国際的診断基準」

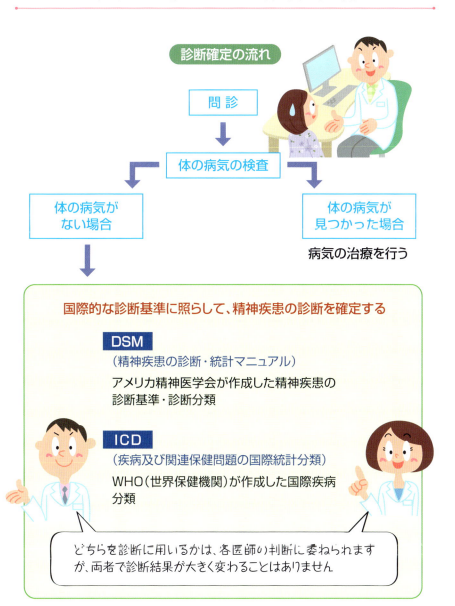

診断確定の流れ

問 診

↓

体の病気の検査

体の病気がない場合	体の病気が見つかった場合
↓	病気の治療を行う

国際的な診断基準に照らして、精神疾患の診断を確定する

DSM

（精神疾患の診断・統計マニュアル）

アメリカ精神医学会が作成した精神疾患の診断基準・診断分類

ICD

（疾病及び関連保健問題の国際統計分類）

WHO（世界保健機関）が作成した国際疾病分類

どちらを診断に用いるかは、各医師の判断に委ねられますが、両者で診断結果が大きく変わることはありません

主な不安障害の診断の指標

パニック発作

- **激しい恐怖や不安の高まりが数分以内にピークに達し、その間に以下の症状が4つ以上起こる**

●動悸、心拍数の増加　●発汗　●身震い、または手足の震え
●息切れ、息苦しさ　●のどが詰まる感じ（窒息感）
●胸痛、胸部の不快感　●吐き気、腹部の不快感
●めまい、ふらつき、気が遠くなる感じ
●寒気、または熱感　●感覚の異常（感覚麻痺、うずき感）
●現実ではない感じ（現実感消失）、自分の体が自分のものではない感じ（離人感）
●「自分をコントロールできなくなる」「気がおかしくなってしまう」などの恐怖
●「このまま死んでしまう」という恐怖
●口渇

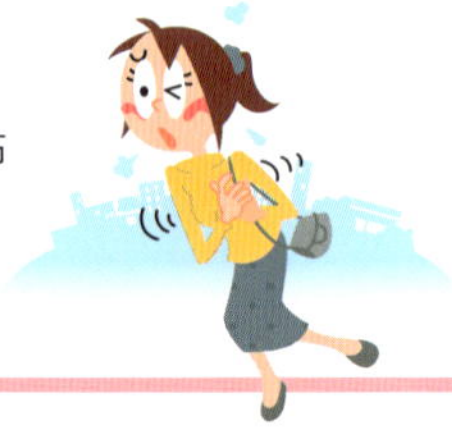

パニック障害

- **予期しないパニック発作を、1ヵ月間に数回くり返している**

- **発作後、少なくとも1ヵ月以上、以下の症状が1つ以上ある**

●「もっとひどい発作が起きるのでは…」と心配（予期不安）
●次の発作では、「コントロールを失ってしまう」「死んでしまう」「気がおかしくなってしまう」などの恐怖がある
●仕事を辞める、運動を避けるなど、パニック発作を避けるような行動をとる

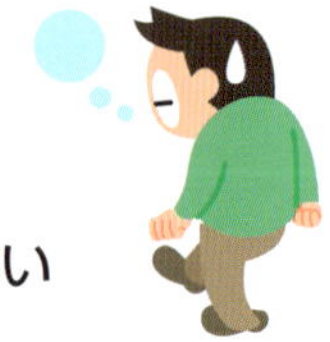

- **発作は、他の不安障害や他の精神疾患、体の病気、物質の影響によるものではない**

広場恐怖症

- 以下の5つのうち、2つ以上の状況で強い恐怖や不安がある（当てはまるものをAとする）
  - 公共の交通機関の利用（電車、地下鉄、バス、列車、飛行機、船、自動車など）
  - 広い場所にいること（駐車場、公共の施設など）
  - 囲まれた場所にいること（店、劇場、映画館など）
  - 列に並ぶことや、人込みにいること
  - 1人で外出することや、家の外で1人になること
- パニック発作のような症状が起きたときに「すぐには逃げられない」、あるいは「助けを得られない」と考え、Aの状況を回避する
- Aの状況では、ほとんどいつも恐怖や不安が起きる
- Aの状況をどうしても避けられない場合は、付き添いや仲間を必要とし、強い恐怖や不安をともないながら耐えている
- 抱いているその恐怖や不安は、Aの状況における現実的な危険ではない
- その恐怖や不安、回避は、6ヵ月以上続いている
- その恐怖や不安、回避によって、日常生活や社会生活に大きな支障がある
- その恐怖や不安、回避は、他の不安障害や他の精神疾患、体の病気、物質の影響によるものではない

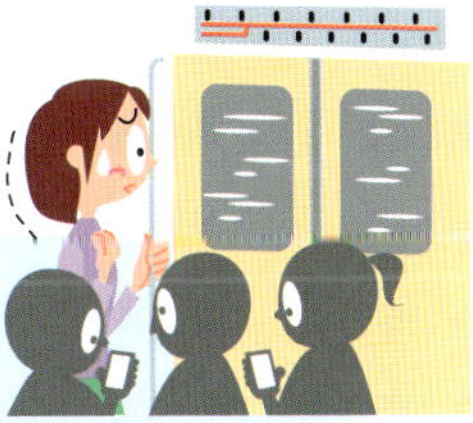

強迫性障害

●〈強迫観念〉か〈強迫行為〉、または両方がある

〈強迫観念〉

- くり返される持続的な思考、衝動、イメージで、それは非自発的で不適切なものとして体験したことがある
- その思考、衝動、イメージを抑え込もうとしたり、何か別の思考や行動（強迫行為など）によってやわらげようとする
- その思考、衝動、イメージは、それ自体が楽しいものではない

〈強迫行為〉

- くり返しの行動（手を洗う、順番に並べる、確認するなど）、または心の中での行為（祈る、数える、声を出さずに言葉をくり返すなど）を、強迫観念に対応して、あるいは厳密なルールに従って、行わずにはいられないと感じている
- その行動や行為は、不安や苦痛、恐ろしい出来事や状況を避けるため、またはやわらげるために行っている
- その行動や行為は、不安や苦痛をなくすことや、恐ろしい出来事や状況を防ぐこととは現実的な意味でつながりがなく、明らかに過剰である
- その行動や行為は、それ自体が楽しいものではない

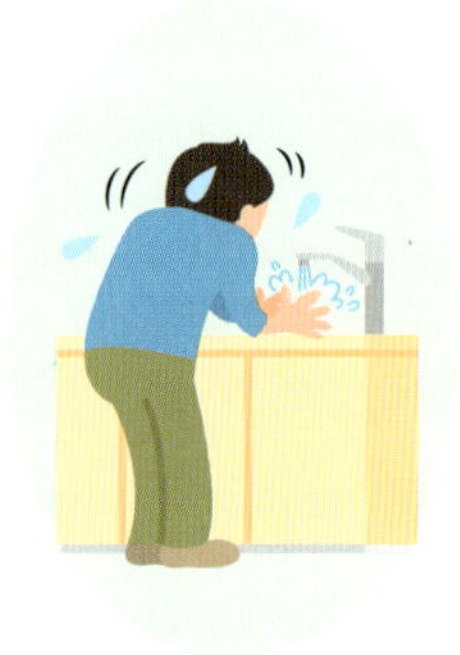

●強迫観念や強迫行為に１日１時間以上の時間を費やしている。または、強迫観念や強迫行為によって、日常生活や社会生活に大きな支障がある

●強迫観念や強迫行為は、他の不安障害や他の精神疾患、体の病気、物質の影響によるものではない

心的外傷後ストレス障害(PTSD)

●トラウマとなるような出来事(実際に死ぬ、あるいは命に関わるような悲惨な出来事、性的暴力を受けるなど)が、以下のいずれか1つ以上あった

- トラウマとなるような出来事を直接体験する
- 他人に起こった出来事を直に目撃する
- 近親者や親しい友人に起こった出来事を耳にする
（ただし、それが実際に死んでしまった出来事、あるいは死にそうになった出来事の場合、暴力的または偶発的なものでなければならない）
- トラウマとなるような出来事に直接的に深く、あるいはくり返し関わった
（ただし、仕事に関連するものでない限り、インターネットやテレビ、映像や写真で見たことは適用されない）

●トラウマ体験のあと、以下のいずれか1つ以上の侵入症状（再体験)がある

- トラウマ体験の生々しい記憶が、ふとした瞬間にくり返しよみがえる
- トラウマ体験に関連した悪夢をくり返し見る
- トラウマとなる出来事が再び起こっているように感じる（フラッシュバック）
- トラウマ体験を思い出したり、似たような状況に遭遇したときに、強い恐怖や不安、発汗、動悸、緊張などが生じる

●トラウマ体験のあと、その体験に関連した刺激を常に回避する症状がみられる

- つらい記憶や思考、感情を抑え込む、または抑え込もうとする（思い出さない、考えない、話さないなど）
- つらい記憶や思考、感情を呼び起こすことにつながる場所や状況、人、会話、行動などを避ける、または避けようとする

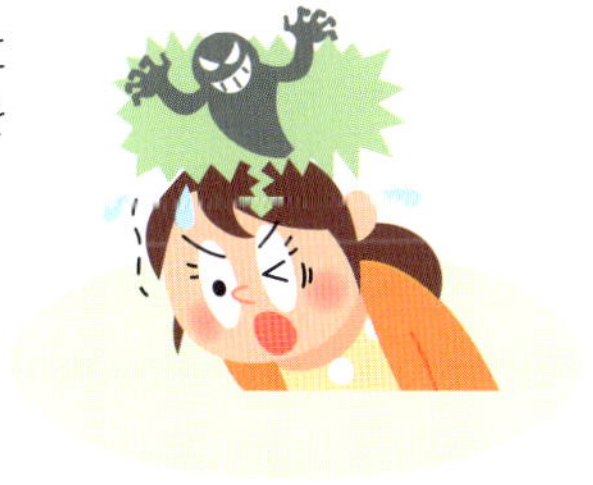

心的外傷後ストレス障害(PTSD)

●トラウマ体験のあと、以下のような認知や気分の陰性の変化が2つ以上現れ、その症状は悪化している

●トラウマ体験の重要な部分を思い出せない
●あらゆることに対して過剰に否定的になる
●恐怖、怒り、罪悪感、恥など、陰性の感情が続いている
●仕事や学業、日常生活への関心や活動が著しく低下している
●周りから孤立している、または疎遠になっている気がする
●幸福感や満足感、愛情など、陽性の感情を感じることができない

●トラウマ体験に関連して、以下のような過覚醒症状が2つ以上現れ、その症状は悪化している(当てはまるものをBとする)

●常にイライラして、激しい怒りがある
●無謀な、または自己破壊的な行動をとる
●常に強い警戒心がある
●常にビクビクしている
●物事に集中できない
●眠りにつきにくい、眠りが浅いなどの睡眠障害がある

●Bの症状はトラウマとなるような出来事から6ヵ月以内に現れ、1ヵ月以上続いている

●Bの症状によって、日常生活や社会生活に大きな支障がある

●Bの症状は、体の病気、物質の影響によるものではない

※成人、青年、6歳以上の子どもを対象とする指標です

全般性不安障害

- 仕事や学業のこと、将来のことなど、多くの出来事や活動について、過剰な心配や不安がほぼ毎日、数ヵ月以上続いている

- その不安は、自分でコントロールできない

- その不安は、以下の症状を３つ以上ともなっている
  - 落ち着きがない、または緊張感や神経の高ぶりがあり、くつろげない
  - 物事に集中できず、ぼーっとしてしまう
  - 疲れやすい
  - イライラ感があり、怒りっぽい
  - 肩や首のこり、動悸や発汗、息苦しさがある
  - 眠りにつきにくい、眠りが浅いなどの睡眠障害がある

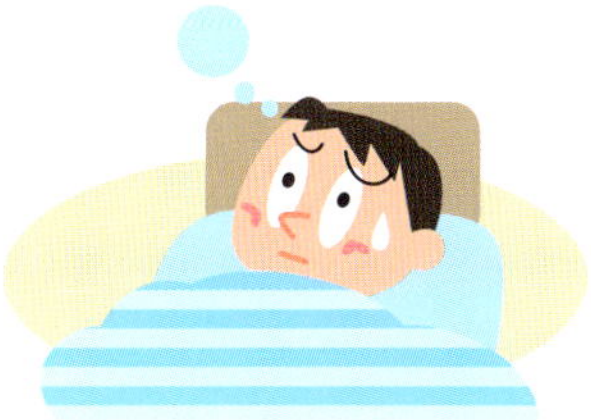

- 上記の不安や身体症状によって、日常生活や社会生活に大きな支障がある

- 上記の不安や身体症状は、他の不安障害や他の精神疾患、体の病気、物質の影響によるものではない

併発している病気も調べる

1つの不安障害だけとは限らない

不安障害では、複数の不安障害や他の精神疾患を併発することがめずらしくありません。1つの不安障害では説明のつかない多彩な症状がみられる場合などは、併発の可能性を疑い、慎重に診断が進められます。

最もよくみられるのは、パニック障害で広場恐怖を併発しているケースです。広場恐怖をともなうパニック障害では、人との接触を避けるようになることで、次に社交不安障害を併発してくることも少なくありません。

他の精神疾患との関連でみると、うつ病の併発が多くみられます。中でも、広場恐怖をともなうパニック障害や社交不安障害でのうつ病併発が多いようです。うつ病を併発するリスクとしては、不安障害そのものが重症であること、複数の不安障害を併発していること、パニック発作があることなどが挙げられ、パニック障害や社交不安症の有無がうつ病発症に大きく関連するとされています。

うつ病を併発していると思われていたのに、後に双極性障害であったことがわかるケースもあります。軽い躁状態は見逃されやすいことから、双極性障害はうつ病と誤診されることが多いのです。

また、統合失調症も、不安障害に併発しやすい病気の1つです。両者を併発する場合は、統合失調症に先行して不安障害を発症することが多いようですが、同時に診断が下されることもあります。

双極性障害や統合失調症を併発している場合は、不安障害とは薬物療法の内容が異なってくるため、とくに注意が必要です。次に、それぞれの病気の特徴を紹介しておきます。

併発の可能性を疑う

不安障害では、複数の不安障害や他の精神疾患を
併発することが少なくない

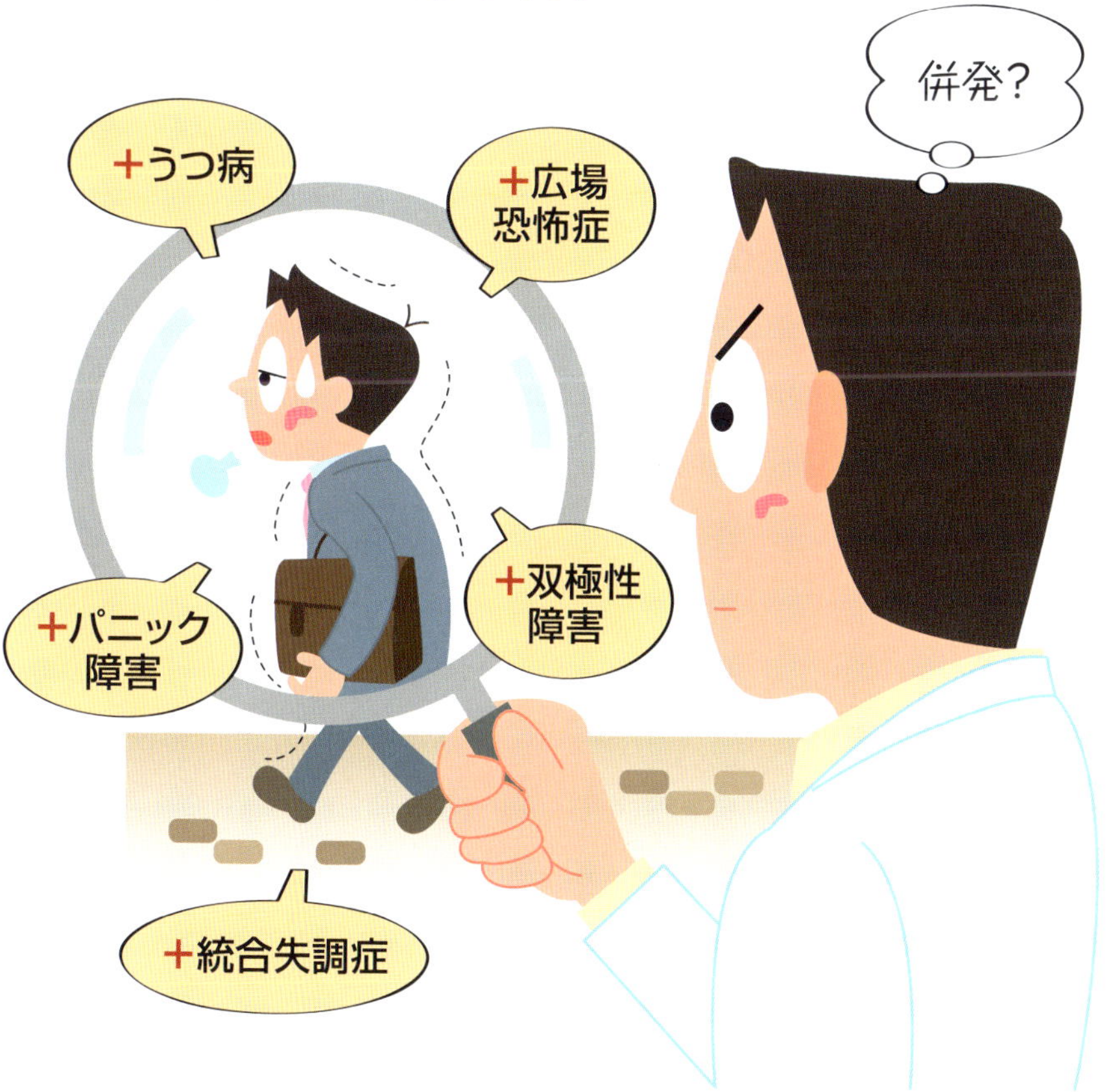

1つの不安障害では説明のつかない症状は、併発の可能性を疑う

統合失調症の症状と特徴

統合失調症とは、思考や感情などの精神活動にまとまりがなくなり、幻覚や幻聴、妄想、思考滅裂《めつれつ》＊、意欲低下などの症状を来す病気です。

統合失調症の妄想では、「隣人に嫌がらせをされている」、「誰かに命を狙われている」などといった確信に満ちた被害妄想が多くみられます。また、幻聴で聞こえてくるのは、多くが自分に対する悪口や批判、からかいなど不愉快な他人の声です。こうした妄想や幻聴から、他人と交流を持つことに不安や恐怖を感じ、引きこもりがちになることもあります。

この不安や恐怖の対象が「人」にあるという点は、不安障害のなかでも社交不安障害の症状と似ている場合があります。社交不安障害では、他人から批判されたり、否定的な評価を受けることに強い不安を感じます。社交不安障害の患者さんの「職場でバカにされているような気がする」、「悪口を言われているかもしれない」などといった訴えは、統合失調症の被害妄想と紛らわしい場合があるのです。

しかし、社交不安障害の不安は現実的で、健康な人にも了解可能な不安です。本人も、その不安が過剰であること、不合理であることを自覚していることが多いものです。一方、統合失調症の不安は非現実的であることが多く、しかも妄想や幻聴を現実だと確信しているため、その不安は妥当だと思っています。

統合失調症と社交不安障害は見極めが重要なのですが、両者を併発しているケースや、社交不安障害に引き続いて統合失調症を発症してくるケースもあります。

また、統合失調症には、パニック発作をともなうことが少なくありません。このパニック発作に対する予期不安があれば、パニック障害との併発が疑われますが、統合失調症の場合、予期不安をともなうことは少ないようです。

用語解説 思考滅裂　思考の一連の流れが障害される「思考過程の障害」の1つで、考えがまとまらず、言っていることに一貫性がなくなるものをいう。

統合失調症の不安は被害妄想・幻聴から…

統合失調症の人の不安

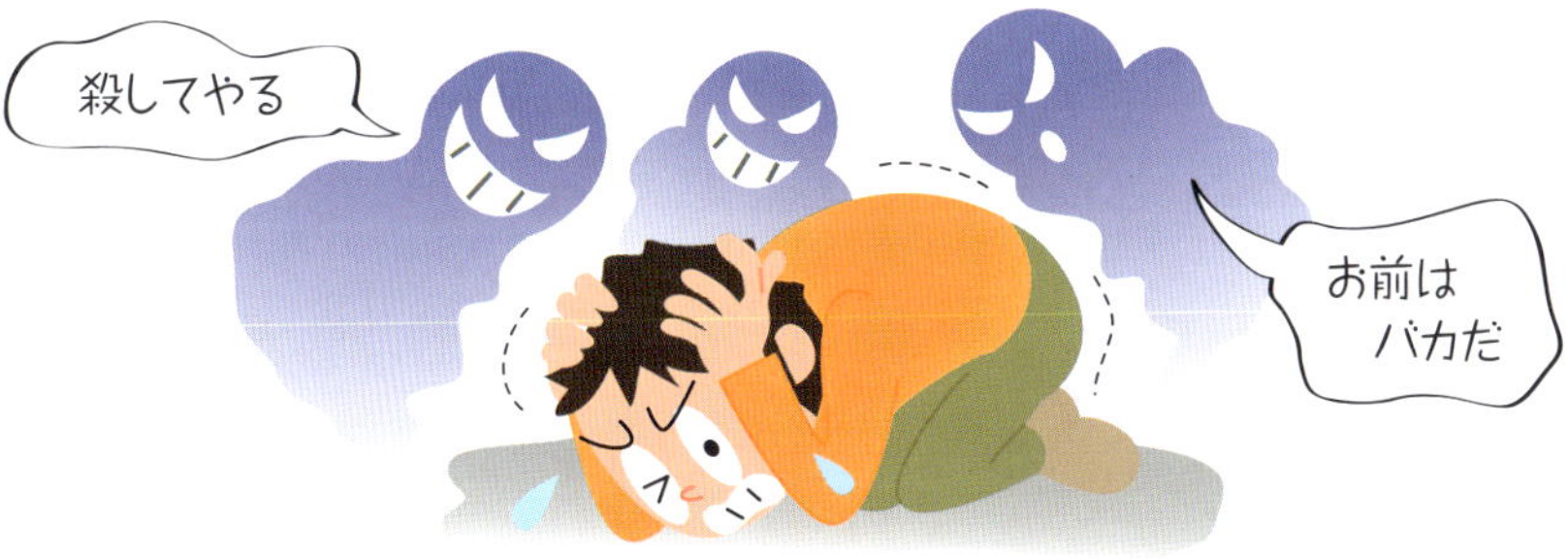

統合失調症の人は、被害妄想や幻聴といった「非現実」に怯えている

↓

健康な人には了解不可能。本人は不安の不合理さを自覚できない

社交不安障害の人の不安

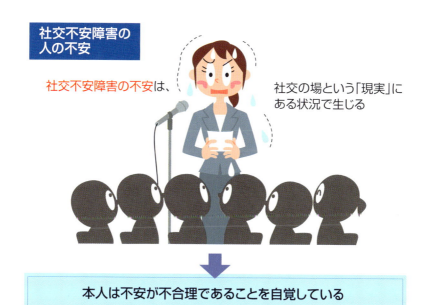

社交不安障害の不安は、社交の場という「現実」にある状況で生じる

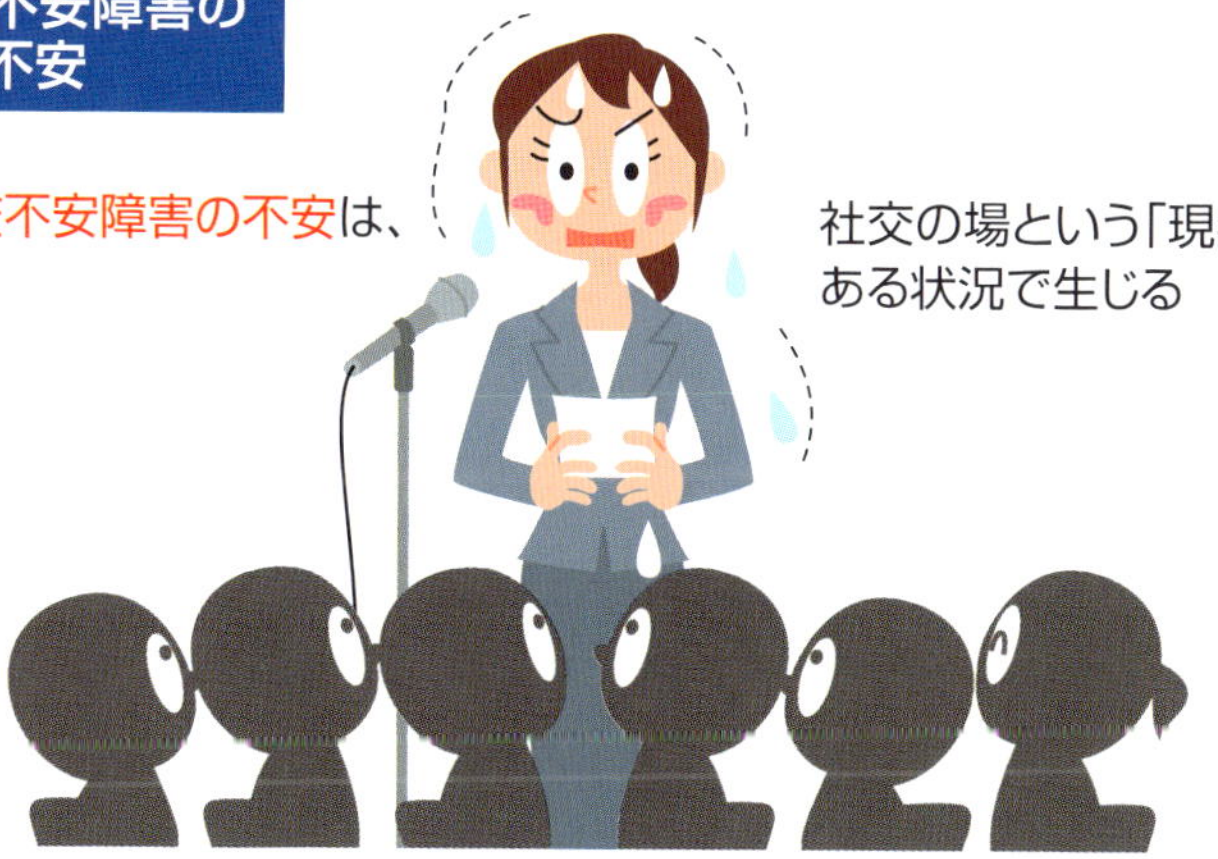

↓

本人は不安が不合理であることを自覚している

双極性障害の症状と特徴

双極性障害とは、躁《そう》状態とうつ状態を交互にくり返す病気です。以前は「躁うつ病」と呼ばれていました。

双極性障害では、うつ状態のときは、激しく気分が落ち込み、興味・関心・意欲が低下するため、普段のような活動ができなくなります。

しかし、躁状態になると一転し、異常に気分が高揚します。自信とエネルギーに満ちあふれた状態になり、色々なことに没頭したり、公共の場で見知らぬ人をつかまえて持論を展開したりすることもあります。さらに、夜もほとんど眠らず仕事や遊びを続けたり、高額な買い物や危険な投資で散財したり、性的に羽目を外し過ぎたりすることもあり、日常生活や社会生活に大きな支障を来すことがあります。

双極性障害の診断で大きな目安となるのは、躁状態があるかどうかです。しかし、双極性障害の診断の難しいところは、医師が躁状態を把握しづらいことにあります。

うつ状態のときは、患者さん自身がつらいので、多くはそのことを訴えて受診されます。しかし、躁状態のときは気分が高揚しているため、本人はつらいと感じることもありません。つまり、受診されるのは決まってうつ状態のときで、躁状態のときに受診される人は非常に少ないということです。

また、軽い躁状態は、不安障害やうつ病が改善されてきたものと見誤ることがあります。本人にも、躁状態に陥っているという認識がないため、「少し調子がよくなってきた」と思い込んでしまうのです。しかし、双極性障害の場合、躁状態がずっと続くということはなく、いつか必ずうつ状態に陥ります。

躁状態を見逃して、通常のうつ病として治療を続けていると、ますます病状を悪化させてしまいます。うつ状態をともなう不安障害では、躁状態の有無を見極めることも重要になります。

気分の高揚は躁状態になっただけかも

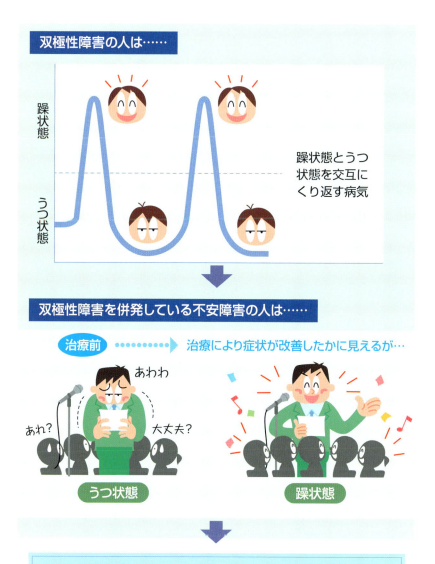

双極性障害の人は……

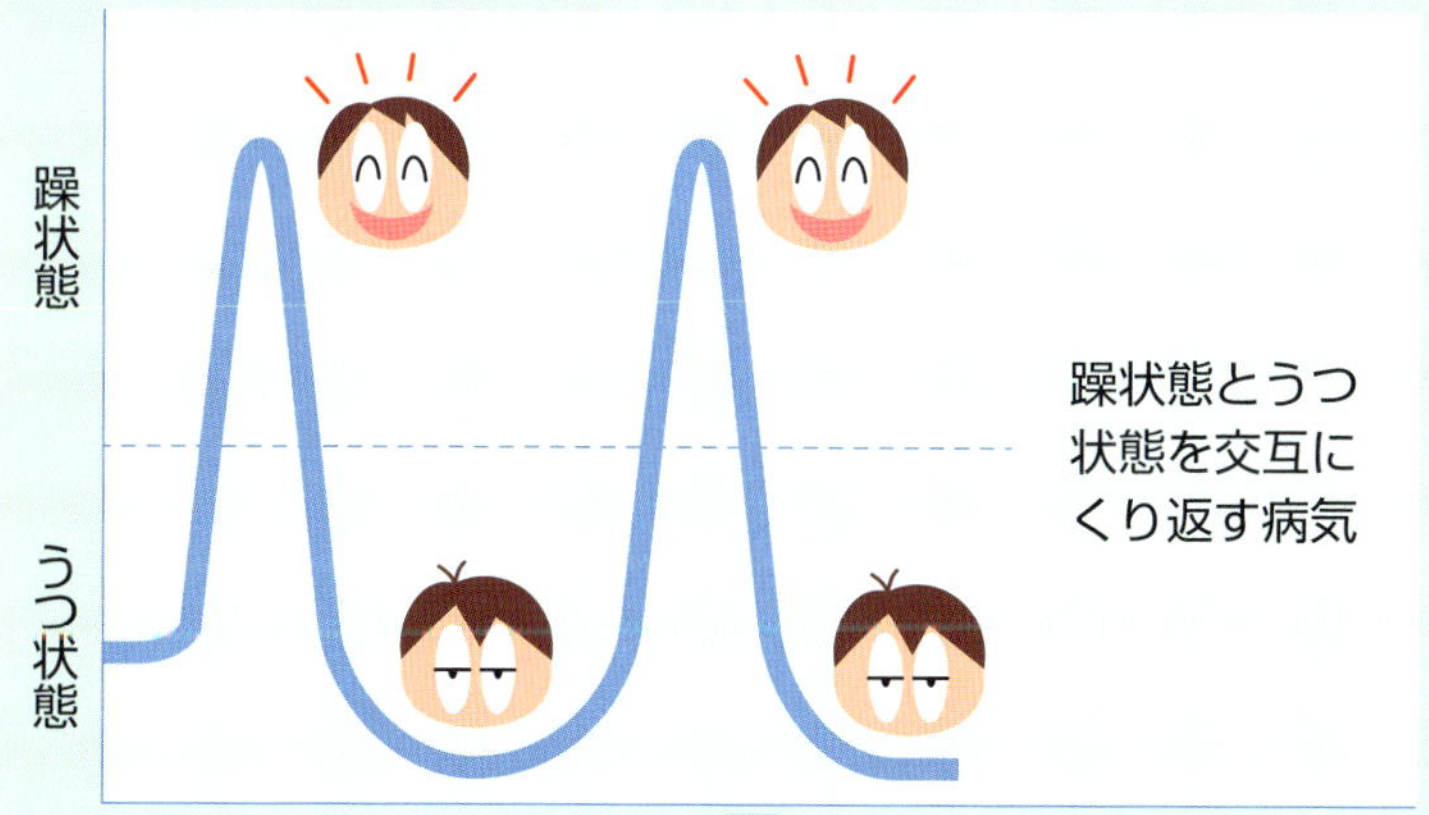

双極性障害を併発している不安障害の人は……

治療前 → 治療により症状が改善したかに見えるが…

正しい治療のためにも症状の変化などの情報を専門医に伝え、診断を仰ぐことが大切

間違われやすい精神疾患がある

自閉症スペクトラム　～不安障害との違いと特徴

最近は、不安障害の治療がなかなか効かないと思っていたら、実は「自閉症スペクトラム」だったというケースが増えています。自閉症スペクトラムとは、「発達障害」の1つで、これまで広汎性発達障害、自閉症、アスペルガー症候群などと診断されていたものが一群に統合され、自閉症スペクトラムと呼ばれるようになりました。

自閉症スペクトラムの特徴は、「社会的コミュニケーションや対人関係が苦手」と「こだわり」です。こだわりの問題が強く出ている場合は、物を並べたり、叩くなどといった単調な行動をくり返すことがあります。また、同じ習慣への強いこだわりがあり、少しの変化にも苦痛を感じます。

このようなこだわりは、強迫性障害と区別が難しいことがありますが、強迫性障害の場合は、本人には不合理なことをしているという自覚があり、これを苦痛だと感じています。一方、自閉症スペクトラムのこだわりの特性は、成長とともに自然に形成されたものなので、本人は苦痛や違和感を感じていませんし、病的だという自覚もほとんどありません。

また、社会的コミュニケーションが苦手なため、職場の人間関係がうまくいかず、孤立感を感じたり、ミスをくり返して自信をなくし、強い不安症状に陥ることもあります。社交不安障害や全般性不安障害だと思っていたら、背後に自閉症スペクトラムが隠れていたというケースです。このような場合は、不安障害の治療だけを行っても、不安症状はなかなか改善されません。自閉症スペクトラムに着目して、環境調整や自己理解を深めていく治療が重要になります。

併発の可能性を疑う

自閉症スペクトラムの特徴

こだわり

- 物を並べる
- 常に同じ順番で行わないと気がすまない
- 少しの変化にも苦痛を感じる

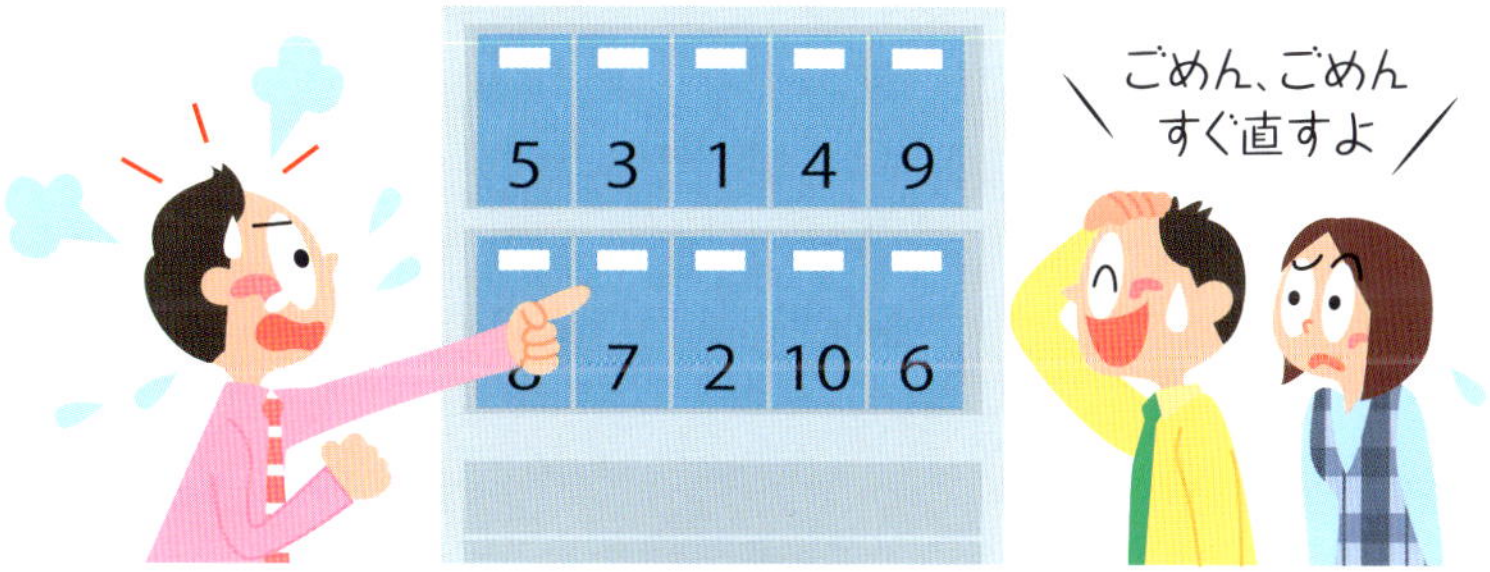

だから…

社会的コミュニケーションが苦手

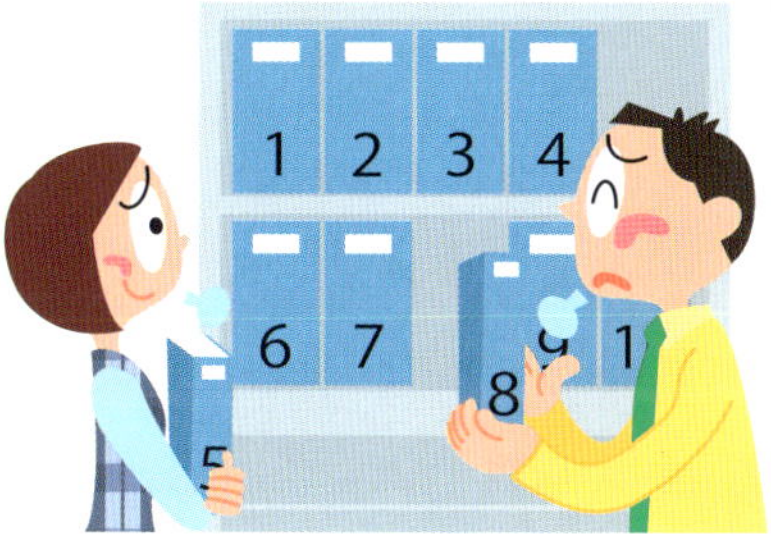

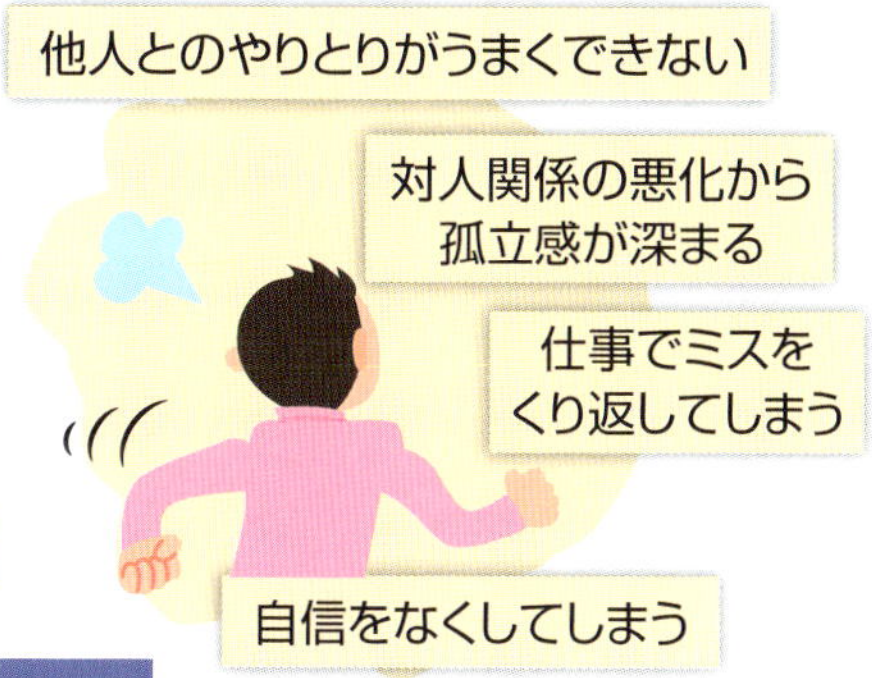
他人とのやりとりがうまくできない
対人関係の悪化から
孤立感が深まる
仕事でミスを
くり返してしまう
自信をなくしてしまう

強い不安を訴えて受診し、
不安障害と誤診される
ことに…

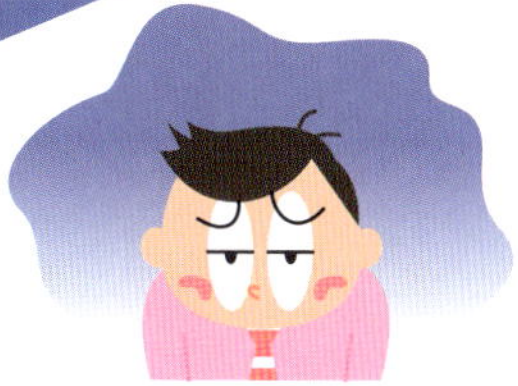

診断に納得できなければセカンドオピニオンも

正しい診断がされないケースもある

同じ精神科や心療内科でも、不安障害にくわしい医師もいれば、あまり得意でない医師もいるのが現実です。どうしても診断結果に納得できない場合は、「セカンドオピニオン」という制度を使うことができます。

セカンドオピニオンとは、「現在受けている診断や治療方針について、別の病院の医師の意見を聞く」というものです。現在の主治医に申し出れば、検査の結果など、必要な情報を提供してもらえるので、それを持って、別の病院に予約を入れ、受診します。

ただし、次々と病院を渡り歩く〝ドクターショッピング〟は、治療の遅れにつながります。適切な治療を続けて行くためには、一人の主治医と、じっくり信頼関係を築き上げていくことも大切です。

そこで、信頼できる医師かどうかを見極めるポイントについてお話ししましょう。

心の病気では、どう言葉にしてよいのかわからないような不思議な感覚が症状として現れることがあります。そんなときに、患者さんの訴えを親身になって聞いてくれる医師は、信頼できるよい医師といえます。とくにパニック発作を起こしたときは、「自分が自分でないような感じ」など、どう説明すればよいのかわからないような恐怖に襲われます。手慣れた医師であれば、「こんな感じがしたのではないですか？」などと、うまく導いてくれるはずです。言葉に詰まってしまった患者さんを置き去りにしない医師は、信頼できる医師といえるでしょう。

不安障害など心の病気では、医師との相性が重要になります。不安な気持ちを話せる医師、不安な気持ちを受け止めてくれる医師を選びましょう。

信頼できる医師かを見極める3つのポイント

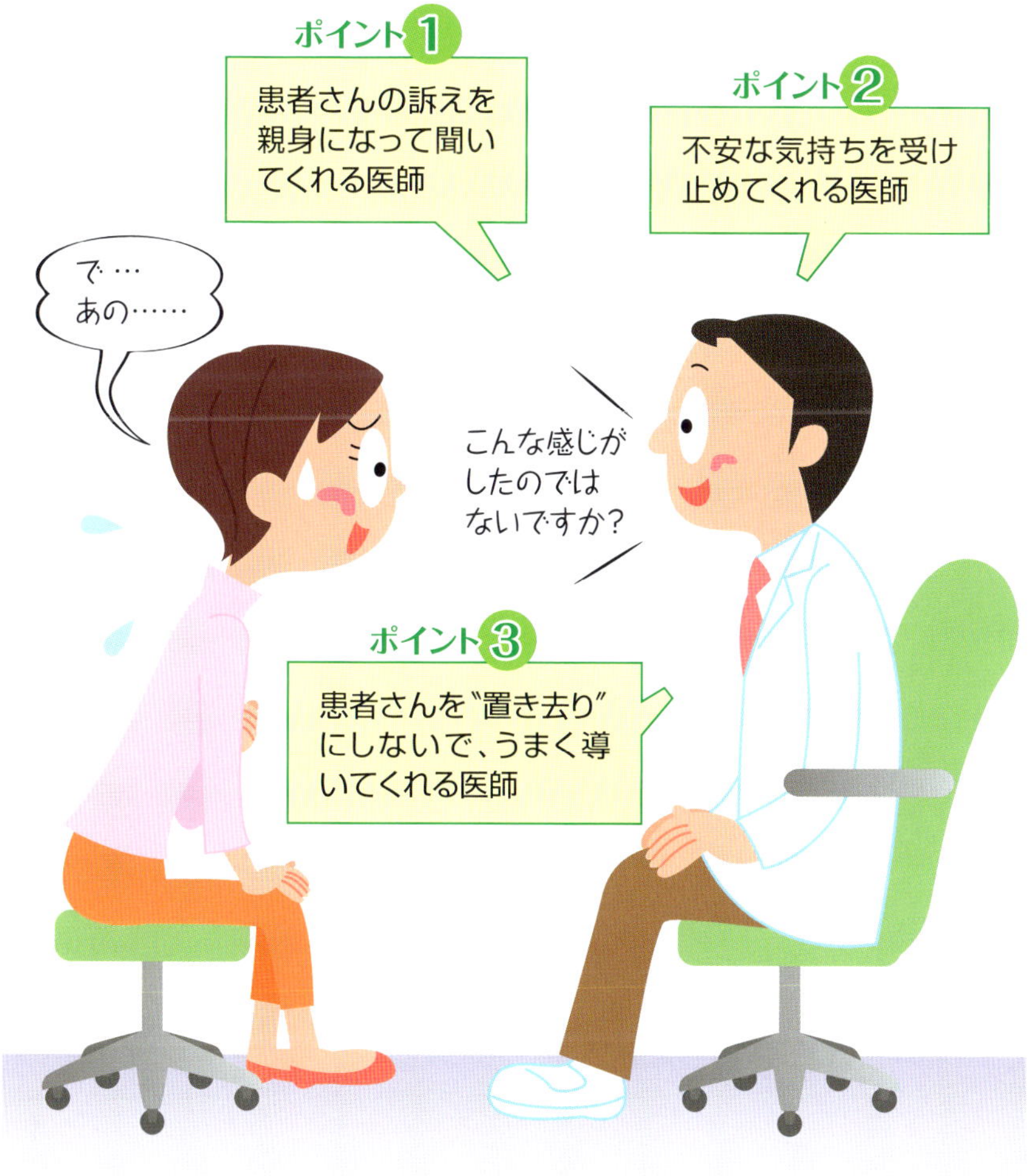
ポイント1
患者さんの訴えを親身になって聞いてくれる医師
ポイント2
不安な気持ちを受け止めてくれる医師
で…
あの……
こんな感じがしたのではないですか？
ポイント3
患者さんを"置き去り"にしないで、うまく導いてくれる医師

適切な治療を続けていくには、医師とじっくり信頼関係を築きあげていくことが大切

column

精神保健福祉センターとは

不安は誰もが日常的に感じる感情なので、今ある不安症状が病気によるものなのか、考えすぎなだけなのか、自分では判断しかねる場合もあるでしょう。そんなときに、いきなり精神科を受診するのは抵抗があるかもしれません。

「精神保健福祉センター」は、精神保健福祉法によって設置が定められた精神保健福祉の専門機関で、各都道府県に1ヵ所（東京都は3ヵ所）、設置されています。

精神保健福祉センターでは、心の病気の予防や治療、生活へのアドバイス、医療機関の紹介などを行っており、精神科に行くべきかどうかためらっている場合などに相談することができます。電話相談や面接相談があり、対応してくれるのは精神科医、精神保健福祉士（精神科ソーシャルワーカー）、臨床心理士など、心の健康の専門家です。誰かに相談するだけで気持ちが落ち着く場合もあるので、不安を抱えたまま我慢せず、気軽に相談してみましょう。

また、家族の強迫性障害などで悩みを抱えている場合なども、相談することができます。

一方で、不安障害の人のなかには、他の精神疾患やアルコール依存を併発するなどして、重症化したり、孤立化したりしている人もいます。長く仕事から離れている場合などは、社会復帰への不安もあることでしょう。精神保健福祉センターでは、そのような人たちの社会復帰や自立、社会経済活動への参加を促進する支援も行っています。

第3章

原因と背景、合併する障害について

不安障害は、不安になりやすい気質や環境的要因、ストレスなどが複雑に絡み合って発症するとされています。また、単独で発症するとは限らず、他の精神疾患や複数の不安障害を併発するケースもあります。

どんなことが発症に関わっているのか？

不安障害は若い世代で発症することが多い

不安障害の診断がなされると、「何が原因だったのか」、「これからどうなってしまうのだろうか」などと、さらに不安になってしまう人もいるかもしれません。そこで、本章では、不安障害の原因や背景、発症後の経過として、とくに合併症と日常生活への影響について、くわしく述べていきたいと思います。

不安障害を発症する原因そのものは、現在も明らかではありませんが、いくつかの要因が指摘されています。それらの要因について、まずは発症年齢との関連で見てみることにしましょう。

不安障害のなかでも、限局性恐怖症の発症は小児期に多く、ほとんどが18歳までに発症します。社交不安障害と強迫性障害は青年期から成人初期、パニック障害と広場恐怖症、全般性不安障害はそれよりも少し遅く、20～30代での発症が多くなります。トラウマ体験によって引き起こされるPTSDの発症は、症例によって異なります。

PTSDを除く不安障害の多くは、小児期や青年期、あるいは20～30代といった若い世代に発症するという特徴があります。つまり、不安障害のリスク因子となるようなものは、かなり早い段階で出来上がっているのではないかということです。

そこで、発症の要因として、まず考えられるのが遺伝的要因や気質的要因です。ただし、不安障害になりやすい家系や気質があったとしても、その人たちが全員、不安障害を発症するわけではありません。不安障害の発症には、小児期の養育環境や社会環境がより深く関連し、さらには青年期以降に体験する進学や就職、結婚などのライフイベントやストレスが引き金となって発症すると考えられるのです。

不安障害を発症しやすい年齢は？

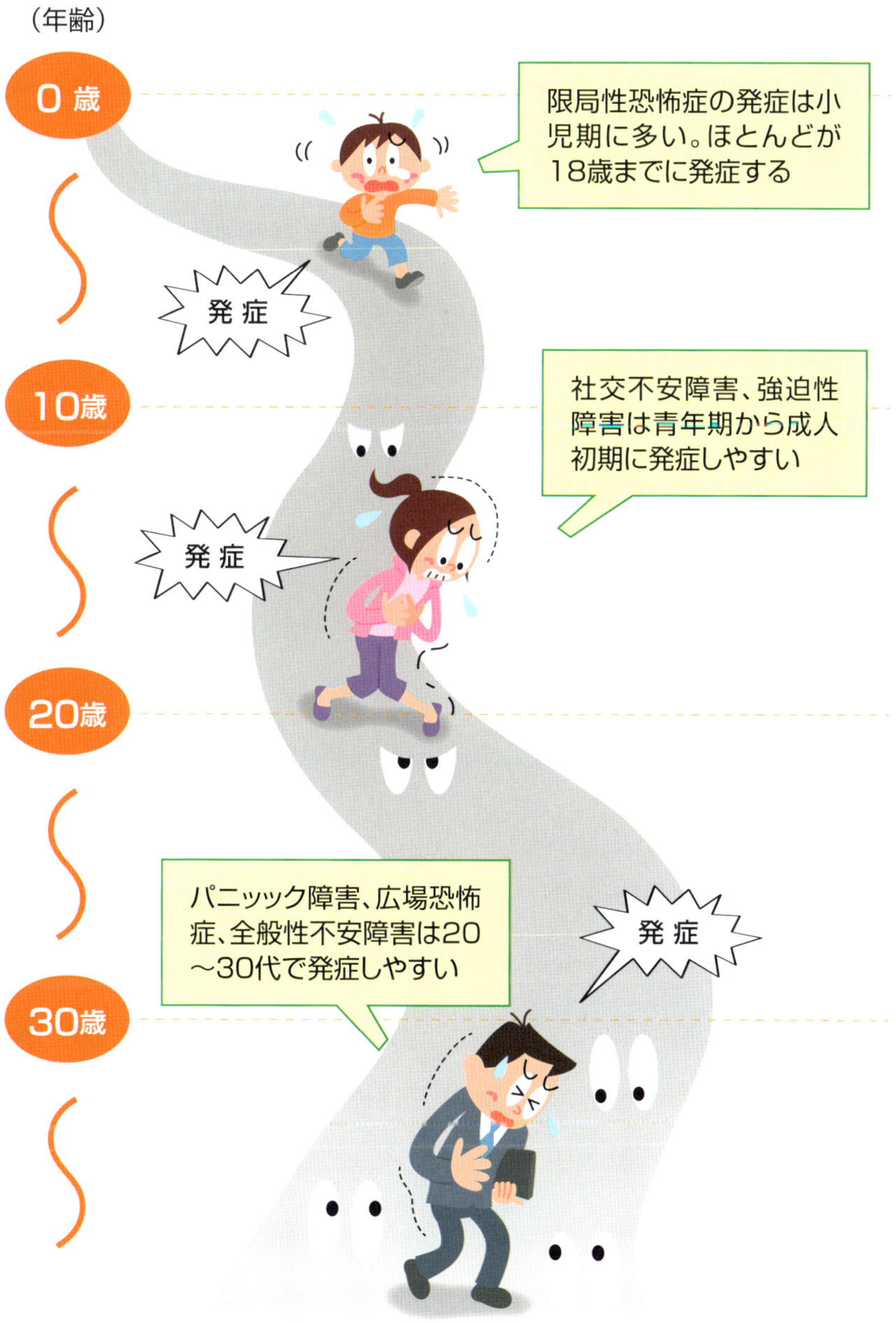

遺伝的要因

不安障害の個々の要因について、もう少しくわしく見てみましょう。

まず遺伝的要因ですが、不安障害は必ずしも遺伝する病気ではありません。しかし、いくつかの研究で、血の繋がりのある家族（親、子、兄弟姉妹）に不安障害の患者さんがいる場合、その人も不安障害になりやすい傾向にあることがわかっています。

例えば、不安障害の患者さんがいる家族と、そうでない家族に対して、不安障害の「罹患率」を調べた調査があります。この調査では、不安障害の患者さんのいる家族は、そうでない家族に比べて4～6倍、不安障害になるリスクが高いことがわかりました。

また、双子を対象に不安障害の「遺伝率」を調べた研究もあります。遺伝情報を100％共有する一卵性の双子と、遺伝情報を50％共有する二卵性の双子を対象に、不安障害の一致率*から遺伝の影響を調べたところ、不安障害の遺伝率は30～40％であることがわかりました。ただ、不安障害における遺伝の影響が30～40％ということは、残りの60～70％は環境的要因によるということになります。

また、近年は遺伝子レベルでの研究も行われています。現在のところ、不安障害に関連する遺伝子は複数見つかっていますが、いずれも効果の少ない遺伝子ばかりです。これが不安障害の原因だと決定づけるような遺伝子は見つかっていません。つまり、不安障害は決定的な1つの遺伝子によって発症するのではなく、効果の少ない複数の遺伝子が、環境的要因の影響をより強く受けることで発症するということです。

一方で、遺伝的に不安障害になりやすい気質や体質というものもいくつか指摘されています。次項では、不安障害の気質的、体質的な要因について、見てみることにしましょう。

用語解説 一致率　ある現象について、複数の結果がどの程度一致しているかを示す値。ここでは、双子がともに不安障害を発症する確率のこと。

不安障害は遺伝的な要因もある

家族に不安障害の患者さんがいる場合……

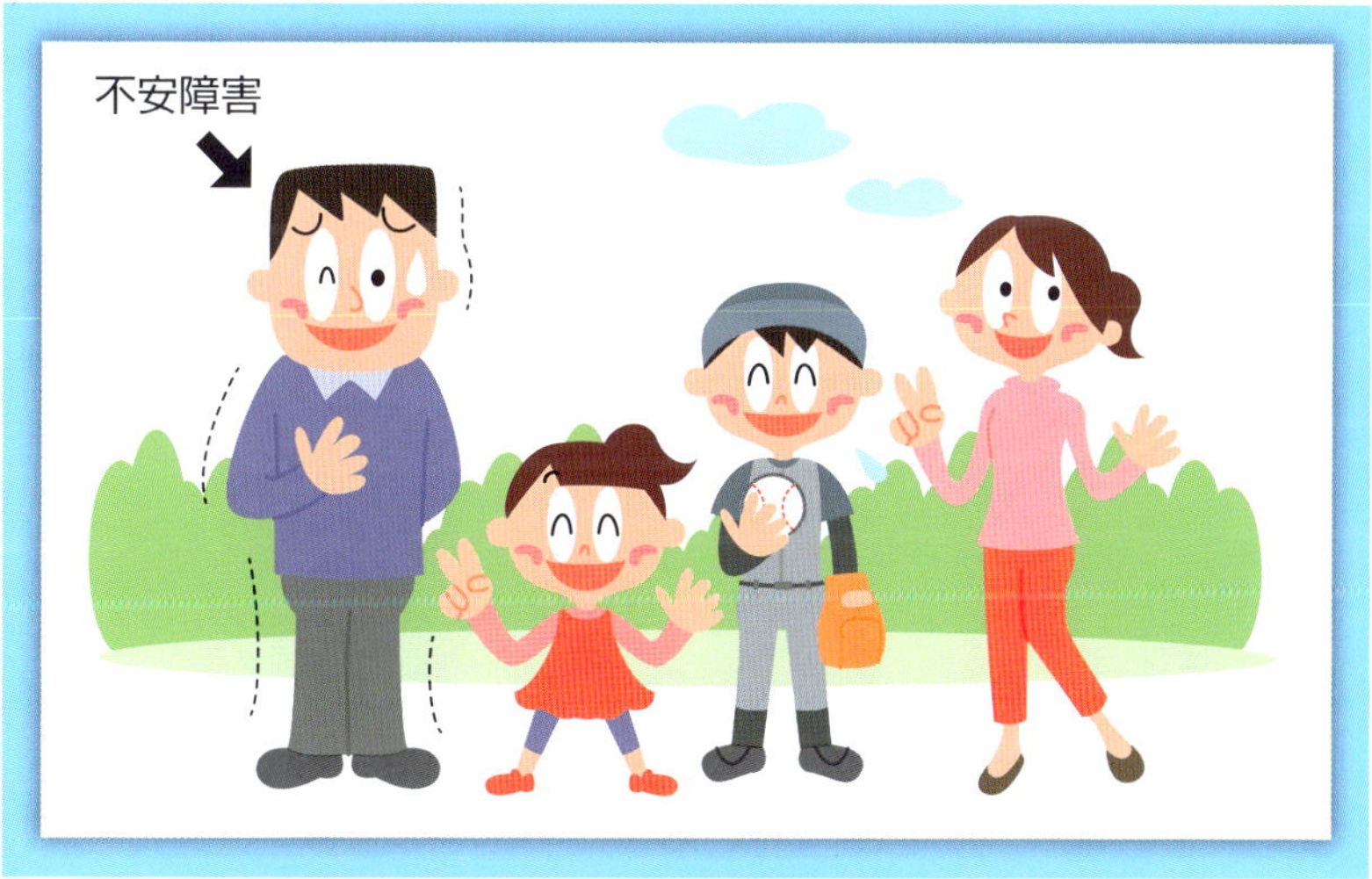

その家族は「不安障害になりやすい傾向」にあるといわれている

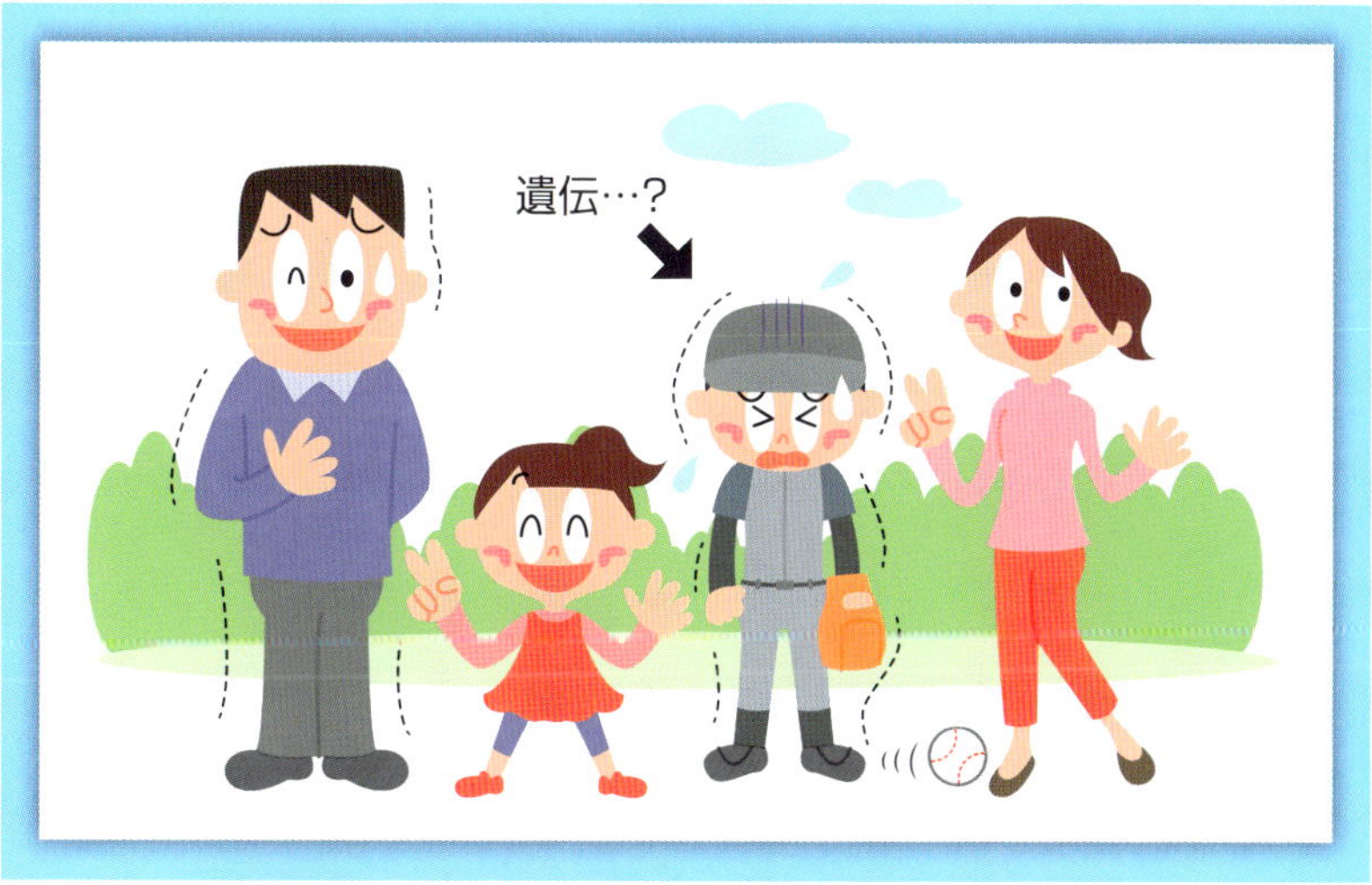

不安障害になる遺伝的要因は、そうでない家族に比べて
4〜6倍と高い傾向にあるといわれている

気質的要因

不安障害になりやすい気質としては、「行動抑制」が知られています。そもそも気質とは、性格の一部ですが、遺伝の影響が強く、持って生まれたものといえます。この気質と、環境や経験から学んだ特徴が合わさることで、その人の性格が成り立ちます。

行動抑制は気質の1つで、見知らぬ人や場所、物などに不安を抱き、回避するという特徴を示します。行動抑制は持って生まれたものですから、その特徴は幼少期から現れます。不安障害の人の気質を調べてみると、幼い頃から人見知りが激しかった、引っ込み事案だった、臆病だったという人が多いのです。

そして、この行動抑制は家族性に生じるとされており、パニック障害の患者さんを親に持つ子どもは、80％に行動抑制が見られます。一方で、パニック障害ではない親の子どもでは、行動抑制は20％しか示しません。また、行動抑制の見られる子どもの親には、パニック障害や社交不安障害が多いともいわれています

そのほかにも、「神経症傾向」と呼ばれる性格特徴も不安障害と関係が深いとされています。神経症傾向とは、不安や緊張、否定的感情、不快な気分などに陥りやすく、何か困難なことがあると敏感に反応し、感情的になったり、イライラしたりしやすいなどの特徴を示す人格傾向をいいます。いわゆる神経質や几帳面といわれるような性格です。不安障害やうつ病の発症には、この神経症傾向の高さも関連することが知られています。

一方で、不安障害になりやすい体質というのは、脳内の不安に関連する神経伝達物質のアンバランスや、扁桃体《へんとうたい》の過活動です。

このように、不安障害になりやすい気質や体質があるのは事実ですが、それだけで不安障害を発症するわけではありません。環境の影響やストレスが加わることで発症すると考えられています。

行動抑制の特徴

「行動抑制」は、見知らぬ人や場所、物などに不安を抱き回避するという特徴がみられる

その特徴は幼少期から現れる

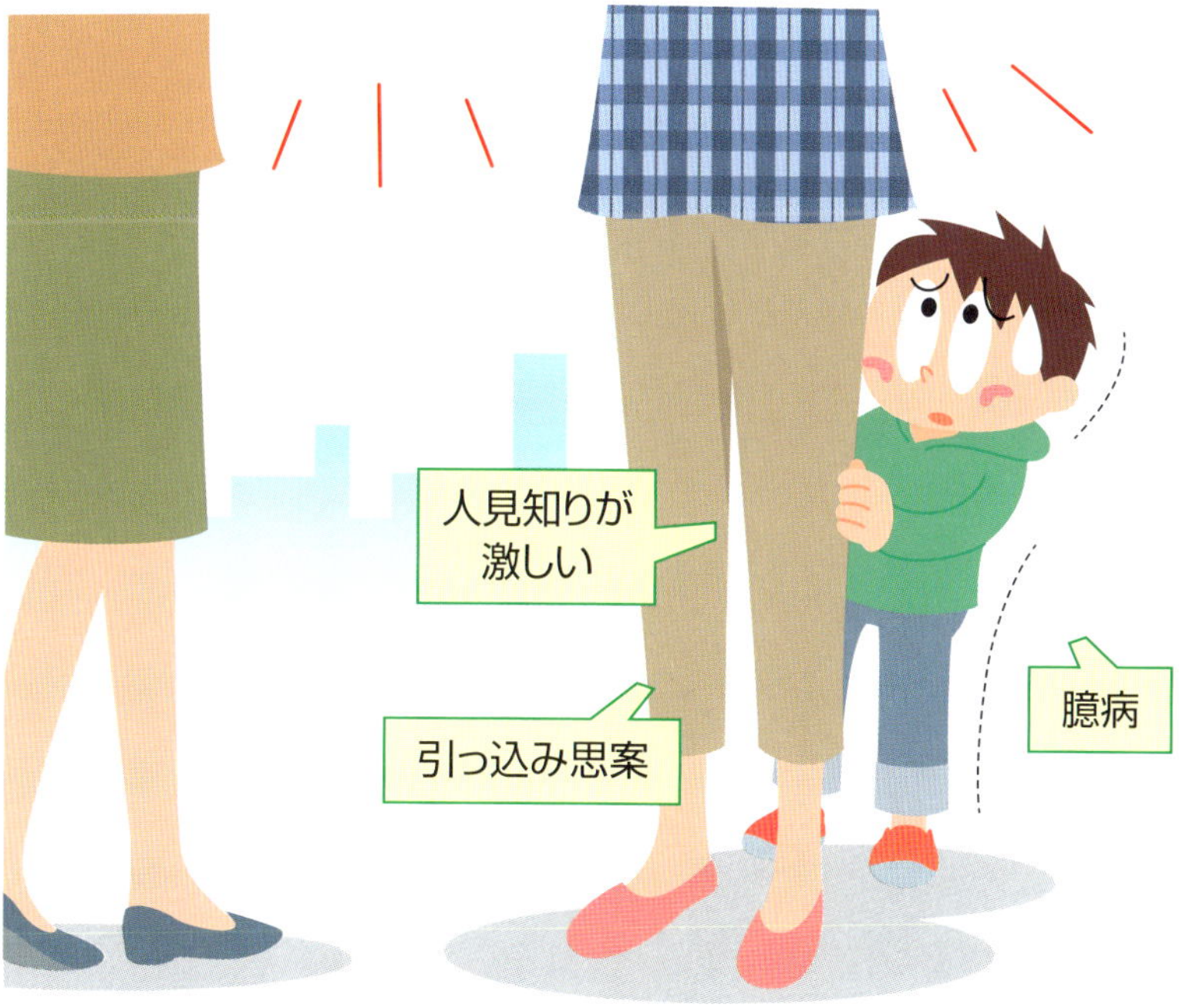

不安障害はこの特徴に加え、環境やストレスの影響により発症すると考えられる

環境的要因

不安障害の環境的要因として重要なのは、幼小児期の養育環境で、なかでもとくに問題となるのが親との早期離別（幼い時期に親と別れること）と虐待経験です。

早期離別と不安障害の関連を調べたある研究によると、16歳までに8年間以上、母親あるいは父親がいなかった子どもは、両親が揃っていた子どもに比べて、成人してから（21〜25歳）の不安障害の発症率が明らかに高いことがわかりました。

幼い子どもにとって、親と離れるということは、たとえ一時的なものであっても強い不安を抱かせます。不安障害の1つである分離不安障害は、親と離れることを極度に恐れる障害ですが、パニック障害の人には、幼い頃に分離不安障害のあったケースが多く見られます。親と離れることによる強烈な不安は、大人になってからの不安障害発症にも深く関わっているということです。

一方で、子どもの頃の虐待経験も、不安障害の要因として重要視されています。

ある研究では、児童養護施設で育った人は、そうでない人に比べて虐待経験を持つ人が圧倒的に多く、不安障害の発症危険率も高いということがわかりました。パニック障害では1・68倍、限局性恐怖症では2・19倍、社交不安障害では2・12倍、強迫性障害では5・21倍、心的外傷後ストレス障害（PTSD）では10・92倍も高くなっています。

また、虐待のなかでは、性的虐待の影響がより大きいこともわかっています。

心的外傷が精神疾患の要因として問題になることは以前からいわれてきましたが、幼小児期の親との離別や虐待経験は、子どもにとってトラウマ体験になりうる出来事です。この幼小児期のトラウマ体験は、のちにPTSDだけでなく、あらゆる不安障害を引き起こす可能性があるということです。

幼少期の環境が不安障害に導くことも…

こんな楽しい日常が突然!!

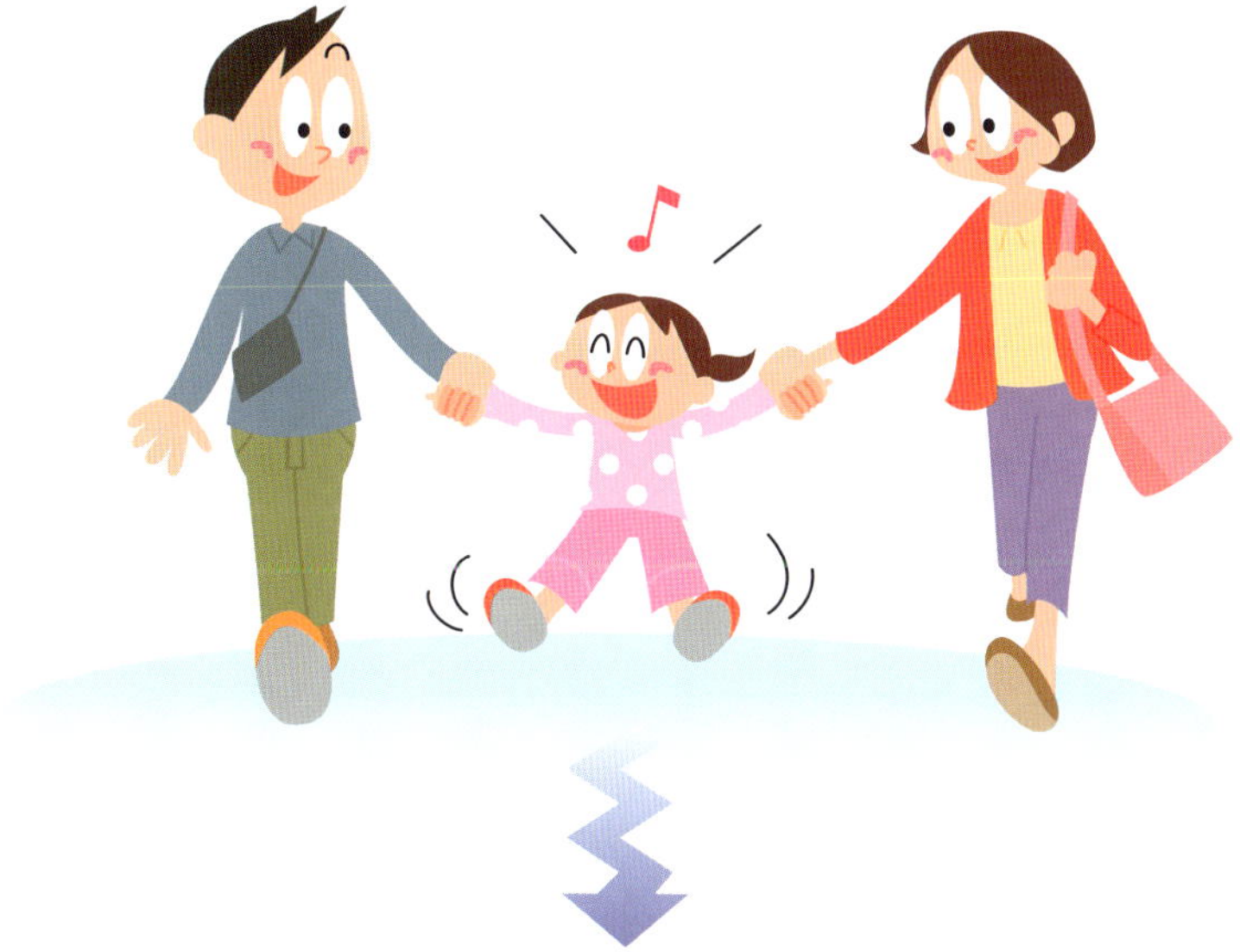

養育環境でもとくに問題となるのが親との早期離別

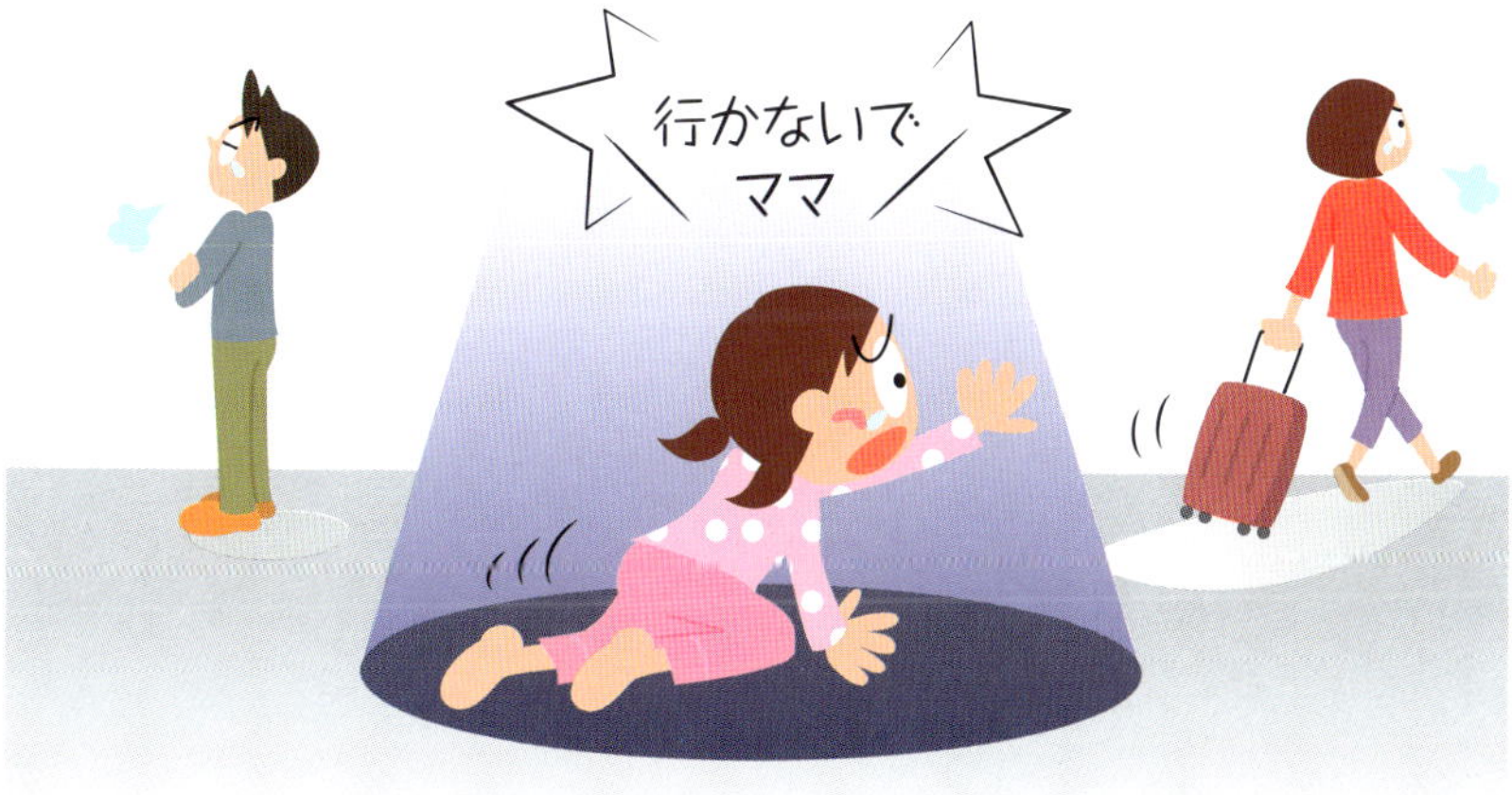

つらくて不安な体験が、やがて不安障害へと

発症の引き金となるストレス

不安障害は、ここまでに述べてきた遺伝的要因、気質的要因、環境的要因が重なることで発症すると考えられています。

ただ、これらの要因がすべて揃っているからといって、必ずしも不安障害を発症するわけではありません。危険因子を複数持っていても、不安障害にならない人はたくさんいます。

そこで、もう1つ、考えられる重要な発症要因が「ストレス」です。

強いストレスは、大脳辺縁系にダメージを与えます。大脳辺縁系には、不安や恐怖を司る扁桃体や海馬《かいば》がありますから、強いストレスをくり返し受けることで過敏になり、些細なことにも不安や恐怖を覚えるようになるのです。

不安障害のなかでも、PTSDは、トラウマ体験という非常に大きなストレスを受けたあとに発症することが知られていますが、それ以外の不安障害も、ストレスを引き金に発症することがあります。

例えば、パニック障害のパニック発作は、何の理由もなく突然起こりますが、実は発作を起こす前に、何らかの強いストレスを受けていたというケースが多いようです。パニック障害を発症した人の50%以上の人に、初めてのパニック発作に先行して、対人関係上の喪失体験などといった出来事があったという報告もあります。

また、社交不安障害では、人前で大きなミスをして恥ずかしい思いをしたなど、対人関係における失敗がストレスとなり、これを引き金に症状が悪化することもあります。

不安障害は若い世代で発症することが多いのですが、実際は発症後10年以上経ってから受診されることが多いといいます。症状が表面化して問題となるきっかけは、やはりストレスであることが多いと考えられるのです。

大きなストレスが脳にダメージを与える

強いストレスをくり返し受けると……

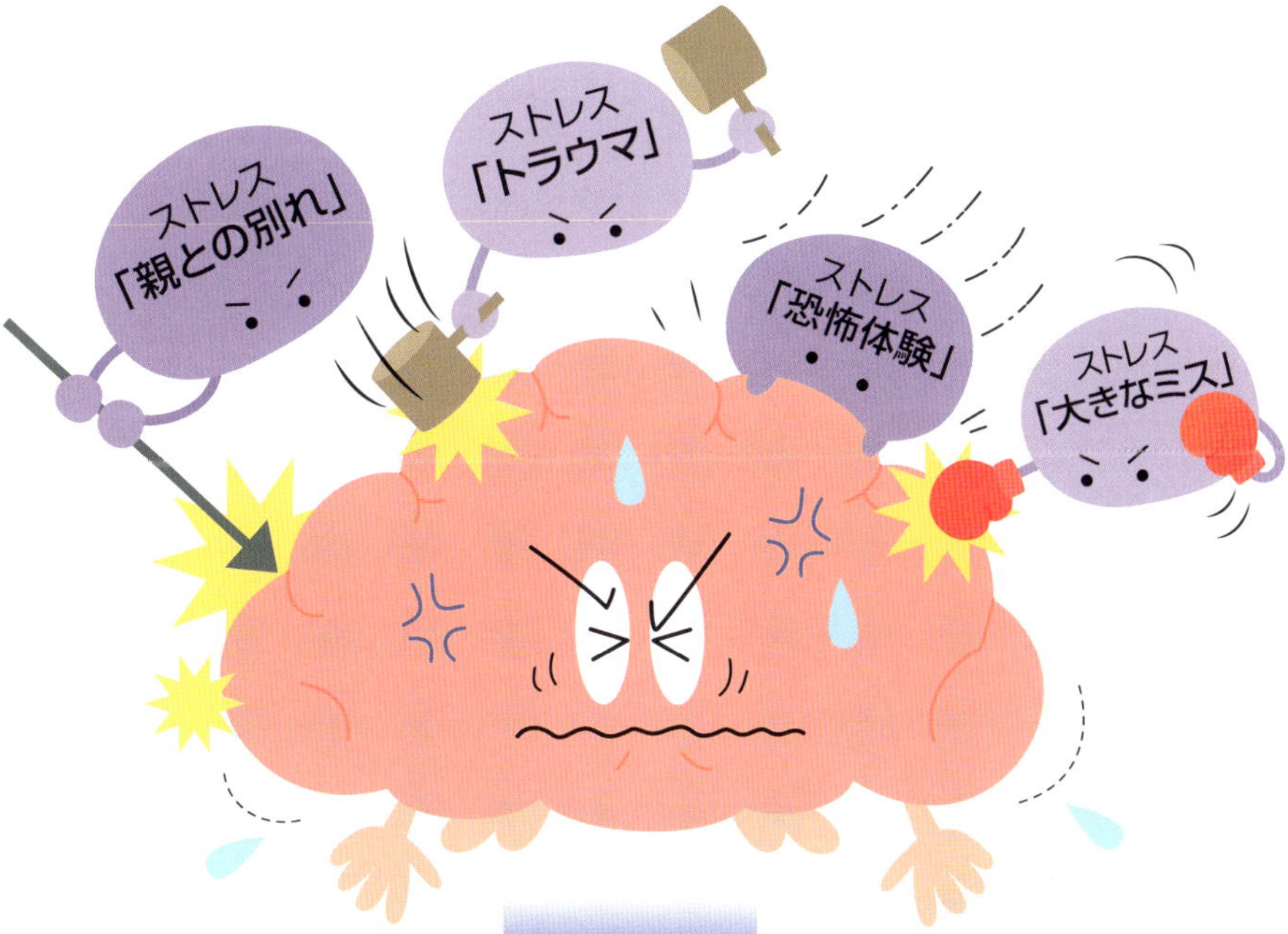

ダメージを受けた脳は

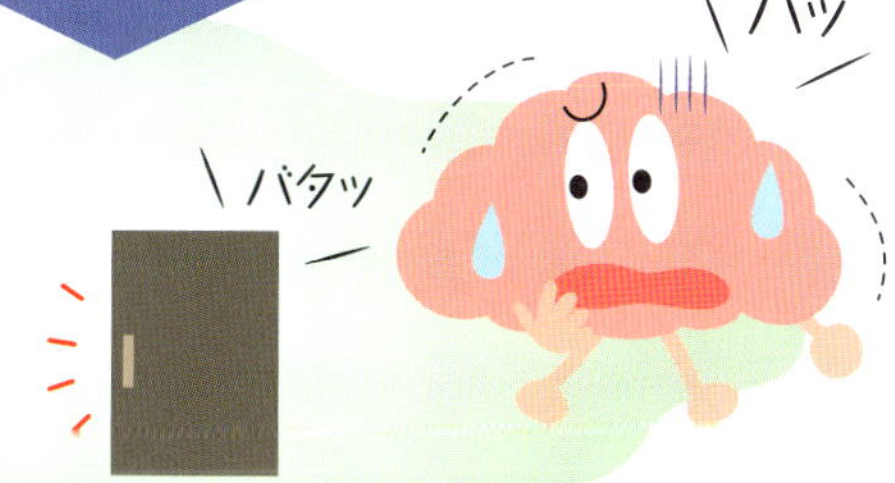

些細なことにも「不安や恐怖」を覚えるようになる

ストレスが発症の"引き金"となることも!!

さまざまな精神疾患との合併や併発がある

うつ病は最も多い合併症

ここからは、不安障害に合併しやすい精神疾患と、その影響について見てみることにしましょう。

不安障害と最も合併しやすい精神疾患は、「うつ病」です。一般のうつ病生涯有病率が約1割であるのに対して、何らかの不安障害（パニック障害、限局性恐怖症、社交不安障害、全般性不安障害）のある人のうつ病生涯有病率は約4割という報告もあります。

また、不安障害の多くは若い年代で発症している一方で、うつ病は幅広い年齢で発症していることから、不安障害を発症したあとにうつ病を併発するケースが多いと考えられます。ただし、パニック障害については、うつ病が先行するケースや同時に発症するケースも少なくありません。

不安障害にともなううつ病の特徴は、その半数以上が「非定型うつ病」であるということです。一般的にいわれるうつ病は、医学的には「定型うつ病」といい、常に気分が沈んだ状態が続きます。しかし、非定型うつ病の場合、気分が高揚するような状況になると症状が一気に好転するのです。例えば、職場では抑うつ症状が強くなりますが、遊びや旅行などは普段どおりに楽しむことができます。また、過食や過眠、拒絶されることに過敏な反応を示すなどの特徴があります。

非定型うつ病は、周囲からは甘えやわがままといった、人格の問題として捉えられがちです。しかし、気力の低下、無関心、自殺願望などの一つひとつの症状は、定型うつ病よりも重い場合があるので、決して軽視してはいけません。

非定型うつ病の合併は、とくにパニック障害、限局性恐怖症、社交不安障害に多くみられます。

不安障害に合併しやすい「非定型うつ病」とは？

非定型うつ病の症状

- 抑うつ気分はあるが、自分にとって都合のいい状況や出来事があると、気分がよくなる
- 無関心、無価値観
- 過食
- 過眠
- 激しい疲労感
- 拒絶されることに過敏な反応を示す（極端に落ち込む、過剰な怒りを見せるなど）
- 体が鉛のように重く感じる
- 自殺願望がある

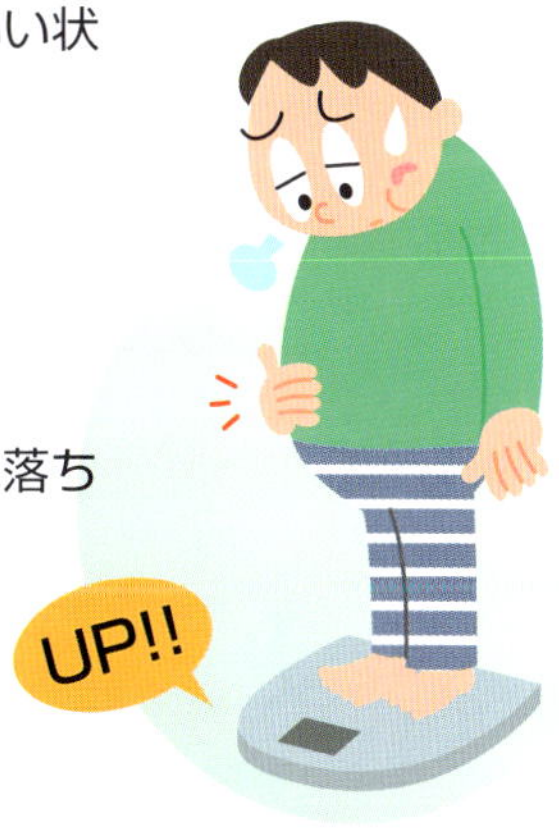

定型うつ病の症状

- 抑うつ気分があり、何があっても好転しない
- 無関心、無価値観
- 多くの場合、食欲低下、体重減少
- 多くの場合、不眠
- 気持ちが落ち着かない
- 気力の減退、人疲れ
- 思考力、集中力、決断力の低下
- 自殺願望がある

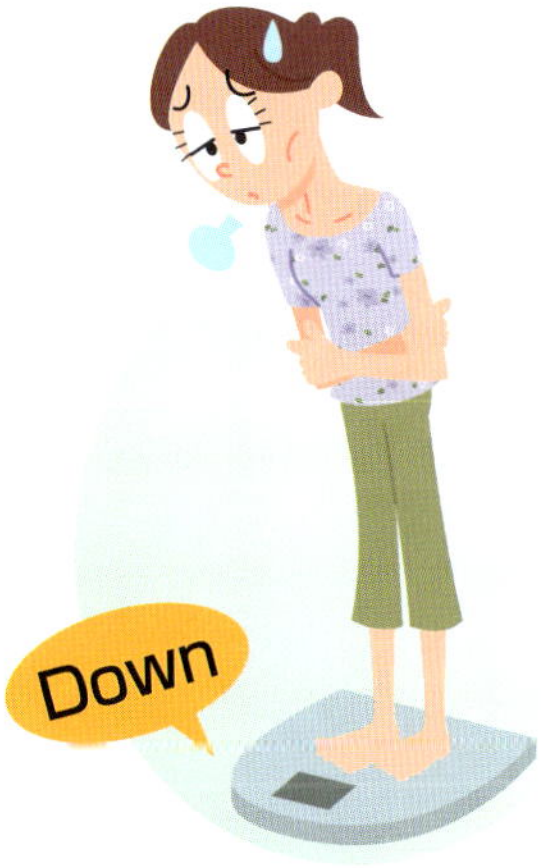

依存症の併発にも注意を

「依存症」とは、特定の何かに心を奪われ、日常生活に支障を来しているにも関わらず、自分の力ではそれをやめることができない状態のことをいいます。依存の対象となるものには、アルコールや薬物のほか、ギャンブル、買い物、インターネットやゲームなど様々なものがありますが、不安障害に多くみられるのは、「アルコール依存症」です。

不安障害になる前からアルコール依存症を抱えている場合もありますが、多くは不安障害にともなう不安や恐怖を、酔うことで紛《まぎ》らわそうとするうちに、アルコール依存に陥ってしまうケースです。アルコールには、一時的に不安や恐怖をやわらげる作用がありますが、その作用は長続きしないため、次第に飲酒量が増えてしまうのです。

一般的に女性は、男性よりも短期間で依存症になりやすいといわれています。女性の場合、昼間などに家事をしながら、家族に隠れて飲酒する〝キッチンドランカー〟となり、周囲の人に気づかれないまま、重症化するケースも少なくありません。

言うまでもなく、アルコールで不安や恐怖を紛らわせるのは何の解決にもならないどころか、薬物療法の妨げとなり、かえって不安障害の症状を悪化させてしまいます。アルコール依存症の併発がみられる場合は、不安障害と同時に依存症の治療に取りかかる必要があります。

そのほかにも、不安障害では「薬物依存症」や「ニコチン依存症」などにも注意が必要です。

薬物依存症を引き起こす薬物には、覚醒剤や大麻、シンナーなどの違法薬物のほか、精神科などで処方される睡眠薬や精神安定薬、一部の鎮痛薬*などがあります。処方薬は指示された用法・用量を守り、正しく服用する分には安心・安全ですが、使い方を誤ると依存症に陥り、抑うつ感や被害妄想など、さらなる症状を引き起こすことがあります。

用語解説　一部の鎮痛薬　医療用麻薬成分が配合された「オピオイド系鎮痛薬」など。非常に強い鎮痛作用があり、通常の鎮痛薬が効かない場合に処方される。

注意が必要な「依存症」

アルコール依存症

アルコールには一時的に不安や恐怖をやわらげる作用があるが、長続きしないため、不安や恐怖を紛らわそうと飲んでいるうちに酒量が進み、依存症に

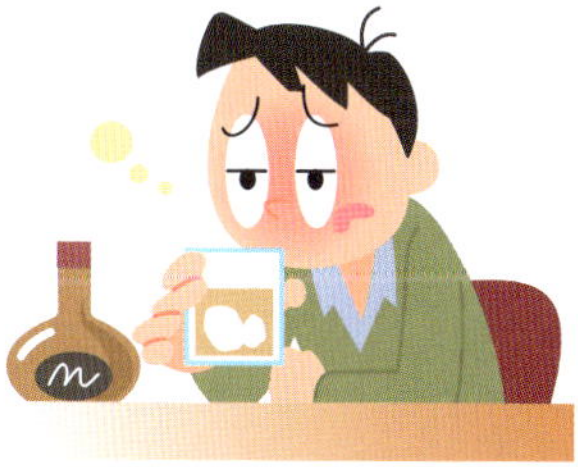

薬物依存症

覚醒剤、大麻、コカイン、シンナーなどの違法薬物はもちろん、睡眠薬や精神安定薬、一部の鎮痛薬などの処方薬にも依存症を引き起こす薬があるので要注意

ニコチン依存症

喫煙者の場合は、不安や恐怖を紛らわすためにタバコの本数が増えることがある。また、これまでタバコを吸っていなかった人が、不安障害の発症をきっかけに突然ヘビースモーカーになることもある

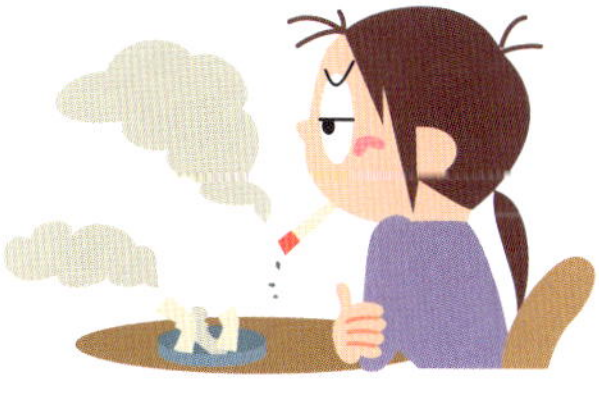

カフェイン依存症

コーヒーや紅茶などに含まれるカフェインには覚醒作用や興奮作用があるが、常飲して依存症になると、カフェインが欠乏した状態では頭がすっきりしない、気持ちが落ち着かないなどの症状が現れる

不安障害が他の不安障害を誘発する

不安障害の根底には、不安になりやすい気質という共通した要因があります。そのため、複数の不安障害を併発することが少なくありません。

米国の調査によると、最も併発率が高いのは、広場恐怖をともなうパニック障害です。広場恐怖をともなうパニック障害に、何らかの不安障害を併発する割合は84・5％、病気別では限局性恐怖症を併発するケースが最も多く65％、次いで社交不安障害が52・1％となっています。

限局性恐怖症と社交不安障害は、パニック障害に先行して持っている場合が多く、いずれもパニック発作をともなうことがあるため、発作がこれらの不安障害によるものなのか、パニック障害によるものなのかを見極めることが重要になります。

その他の不安障害が他の何らかの不安障害を併発する割合は、全般性不安障害で56％、社交不安障害で55％、限局性恐怖症で45・8％となっています。

不安障害の中でも、限局性恐怖症や社交不安障害は、その大部分が思春期までに発症しているといいます。近年は、これらを早期に発見・治療することで、その後の他の障害を防ぐことができるのではと考えられており、早期治療介入の重要性が言われ始めています。しかし実際は、不安障害の受診率は2割程度で、半数以上が児童・思春期に発症しているにも関わらず、初診の平均年齢は30歳代というのが現状です。

とくに限局性恐怖症の場合、例えばヘビやクモ、高所や閉所などに対する恐怖だけで受診されるケースは少なく、年齢を経て回避行動が強くなり、日常生活に支障を来すようになったときや、パニック障害や社交不安障害など他の不安障害を併発した場合に、ようやく受診されることが多いのです。

最初に発症した不安障害をいち早く見つけ、正しく治療していくことが併発防止には重要です。

不安障害が他の不安障害を招く

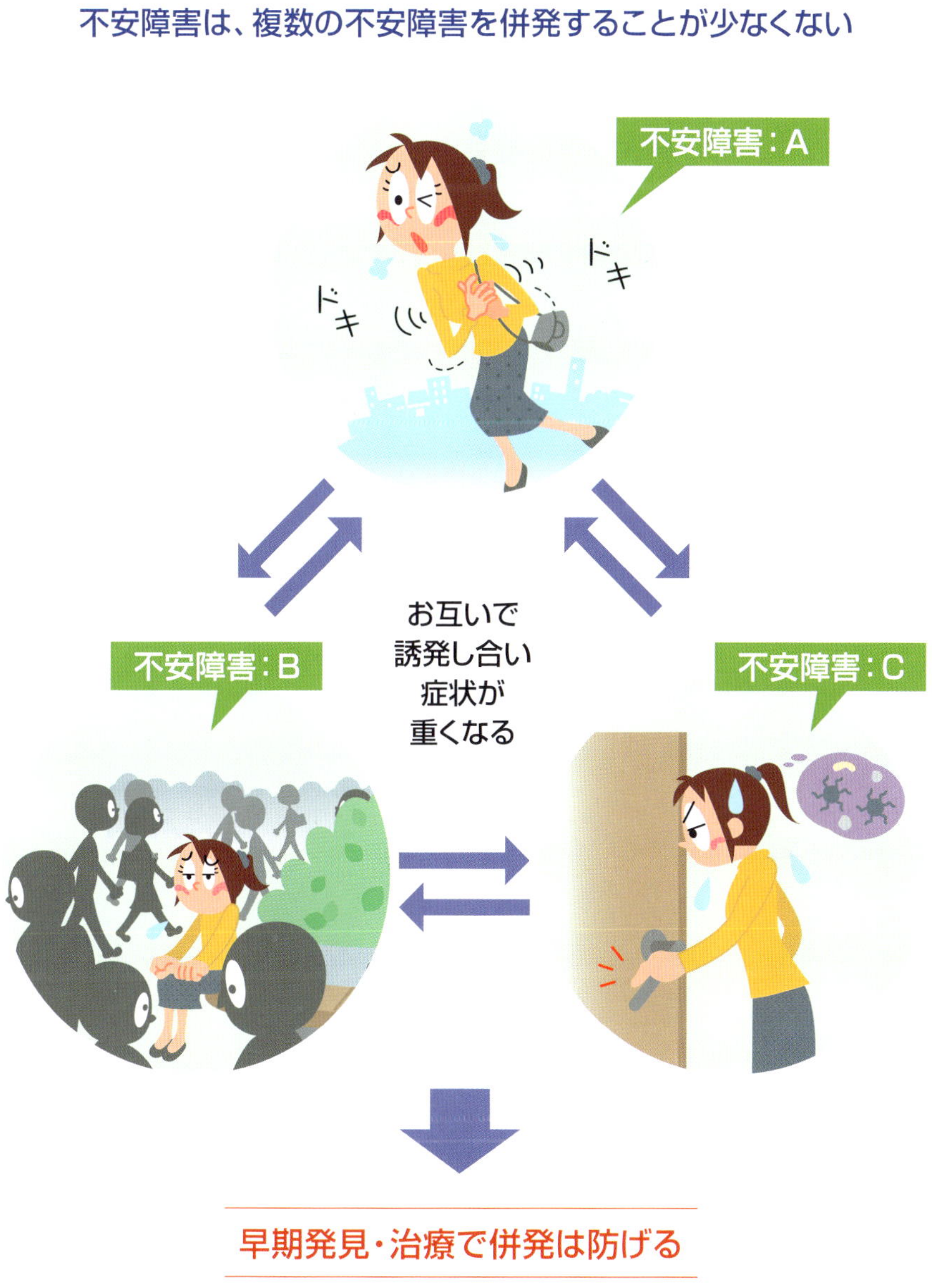
不安障害は、複数の不安障害を併発することが少なくない
不安障害：A
ドキ
ドキ
不安障害：B
お互いで
誘発し合い
症状が
重くなる
不安障害：C
早期発見・治療で併発は防げる

認知症の初期に不安障害のような症状が

認知症とは、何らかの原因で脳の神経細胞が壊されたことによって起こる症状や状態をいいます。認知症を発症すると、病気の進行とともに記憶力をはじめ、理解力や判断力などが徐々に失われ、社会生活や日常生活に支障を来すようになってきます。

この認知症の初期に、不安障害に似た症状が現れることがあります。

認知症には、誰にでも共通して現れる症状と、そうでない症状があります。誰にでも共通して現れるのは、中核症状と呼ばれる認知機能障害です。記憶障害や判断力障害、時間や場所などがわからなくなる*見当識障害などがあり、これらは脳の神経細胞が壊されることによって起こります。

一方、周辺症状と呼ばれる症状は、その人のもともとの性格や気質、経験、生活歴、人間関係、そのときの体調や心理状態などが影響し合って生じるため、症状の現れ方には個人差があります。

周辺症状には、徘徊《はいかい》や妄想、暴言や暴力、異食《いしょく》や過食・拒食、不潔行為などの問題行動のほか、抑うつ、意欲・関心の低下など様々なものがありますが、認知症の初期によくみられるのが不安や焦燥感です。初期の患者さんは、自身の認知機能の悪化を自覚していることが多く、失敗を叱責されることへの不安や恐怖、元の自分を取り戻したいという焦りが非常に強くなることがあるのです。この不安や焦りは、パニック発作を引き起こしたり、暴力や暴言といった攻撃性に転じたりすることもあります。

注意しなければならないのは、不安障害と認知症を合併しているケースも少なくないということです。高齢者の不安症状やパニック発作は、認知症の初期症状なのか、それとも不安障害によるものなのか、わかりにくいことも多いのですが、その他の周辺症状や中核症状にも注意しながら、見守っていくことが重要になります。

用語解説

見当識障害　時間や場所、人物などを認識する能力が低下すること。今日の日付、今の季節、今いる場所、目の前の相手が誰なのかなどがわからなくなる。

認知症の中核症状と周辺症状

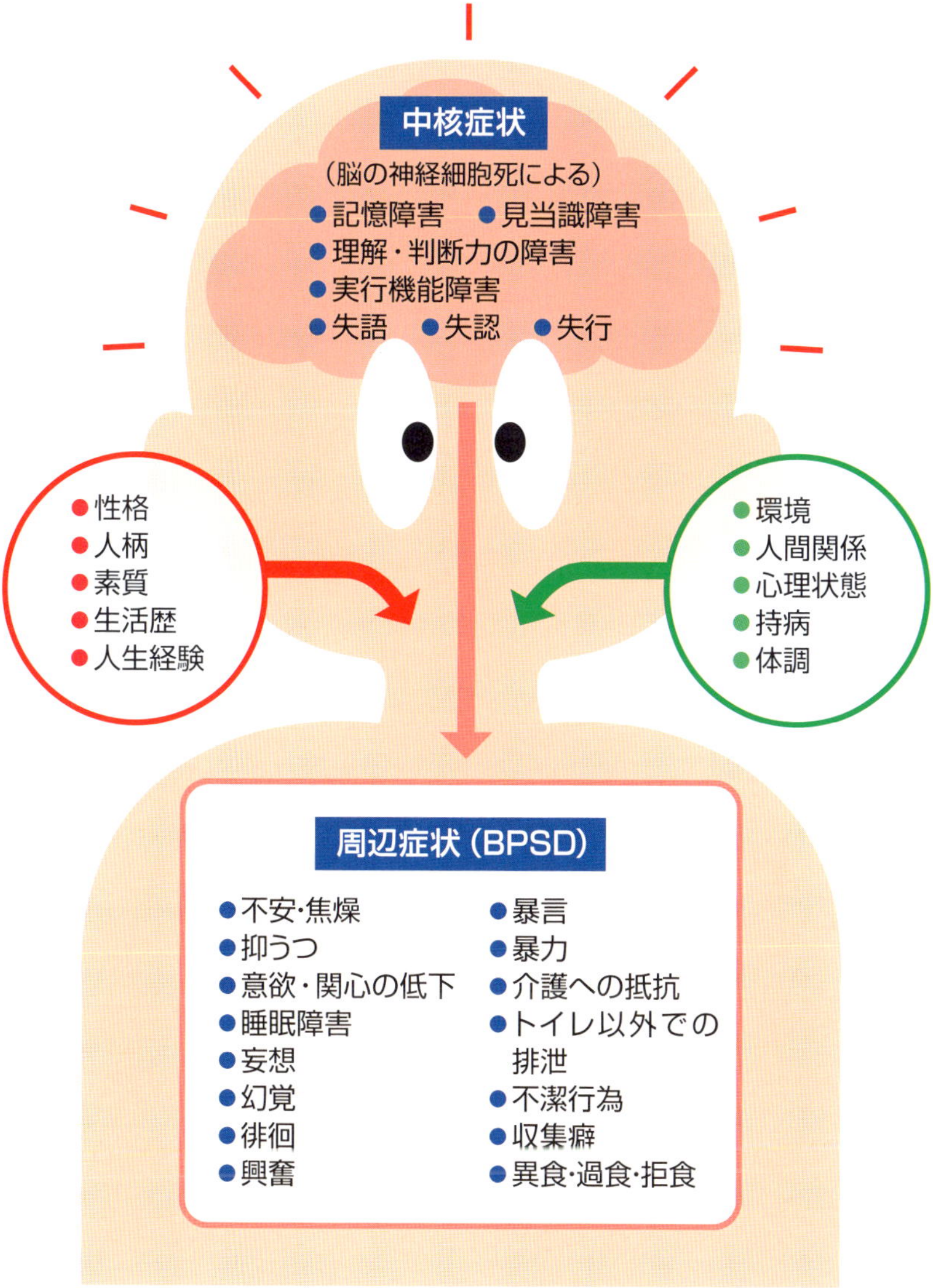

※朝田隆監修『ウルトラ図解認知症』（法研 ,2016）より

合併・併発による一般生活への影響

行動や思考の変化

　不安障害にうつ病を併発すると、行動や思考に変化がみられることがあります。不安障害にともなううつ病は、半数以上が非定型うつ病なので、多くはその特徴が現れてきます。

　まず1つが、自己中心的でわがままな行動をとるようになるということです。これは、非定型うつ病の「気分反応性」によるものです。定型うつ病では、ほとんど1日中気分が落ち込んでいますが、非定型うつ病の場合は、出来事に反応して気分が大きく上がったり、下がったりするのです。

　そのため、好きなことをしているときや、うれしいことがあると非常に気分がよくなり、少しでも嫌なことがあると激しく落ち込みます。例えば、職場で上司に叱責されたことに過剰に反応し、会社を休みがちになるのですが、休日は旅行に行ったり、趣味を楽しんだりして、生き生きと過ごすことができるのです。このような行動は周囲には理解されにくいので、社会生活に大きな支障を来すことになります。

　また、「怒り発作」といって、嫌なことへの反応が攻撃性となって現れることもあります。些細なことで突然激しい怒りをあらわにし、大声を上げたり、物を壊したり、暴力をふるうこともあり、その行動は明らかに病的です。しかし、発作が治まると本人は自己嫌悪に陥り、発作を起こしたときの自分は本来の自分ではなかったと自覚もしています。

　このような変化が顕著になってくると、自分勝手でわがままな人になってしまったと思われがちですが、決して人格が変わったわけではありません。適切な治療によって不安障害が回復に向かえば、ほとんどの患者さんは本来の思考・行動を取り戻します。

自分の気分にまかせた考え方や行動をとる

特徴 自己中心的でわがままな行動をとる

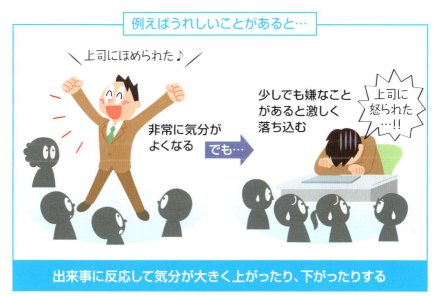

例えばうれしいことがあると…

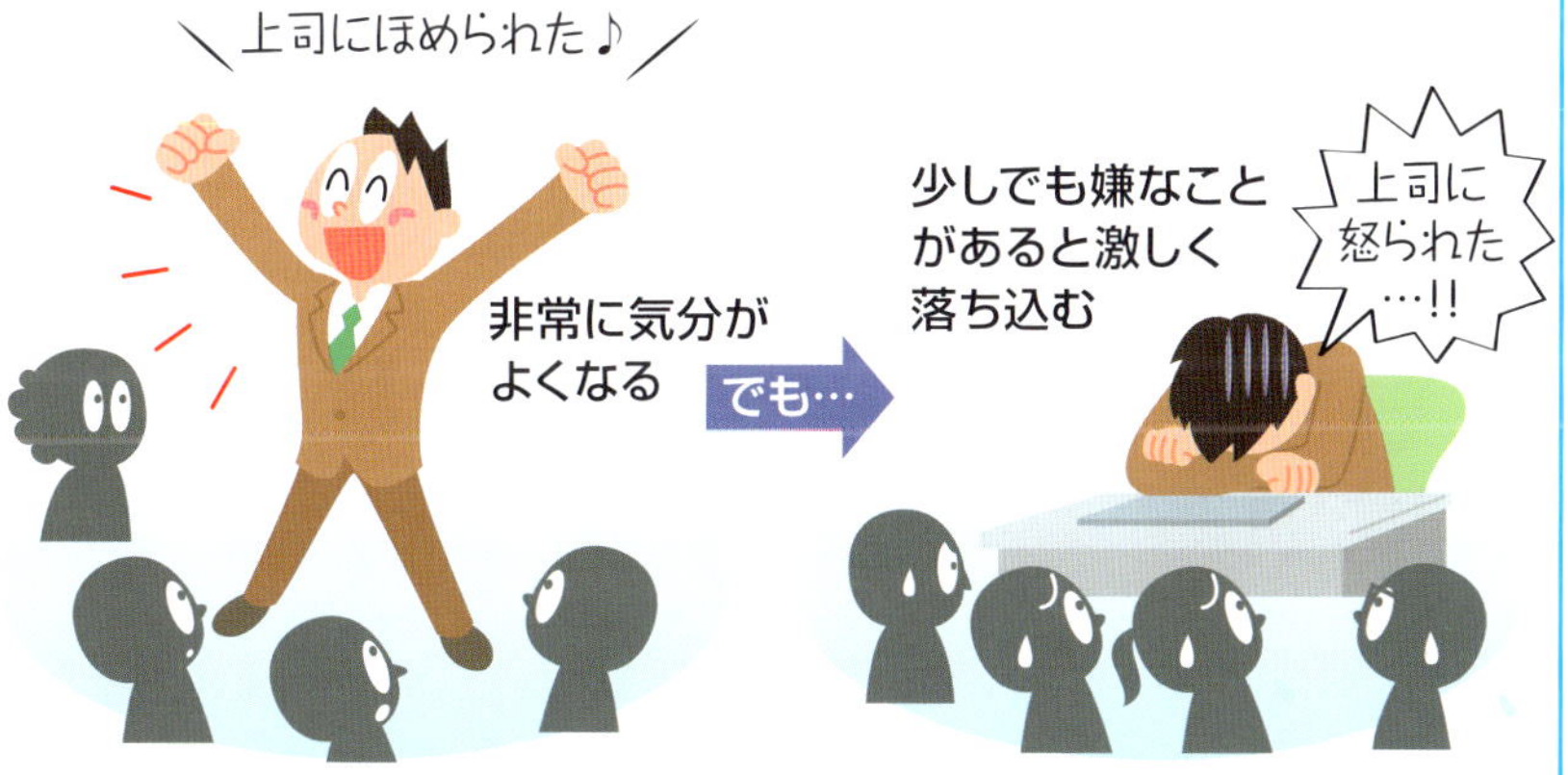
上司にほめられた♪
非常に気分がよくなる
でも…
少しでも嫌なことがあると激しく落ち込む
上司に怒られた…!!

出来事に反応して気分が大きく上がったり、下がったりする

このような行動は周囲には理解されにくい

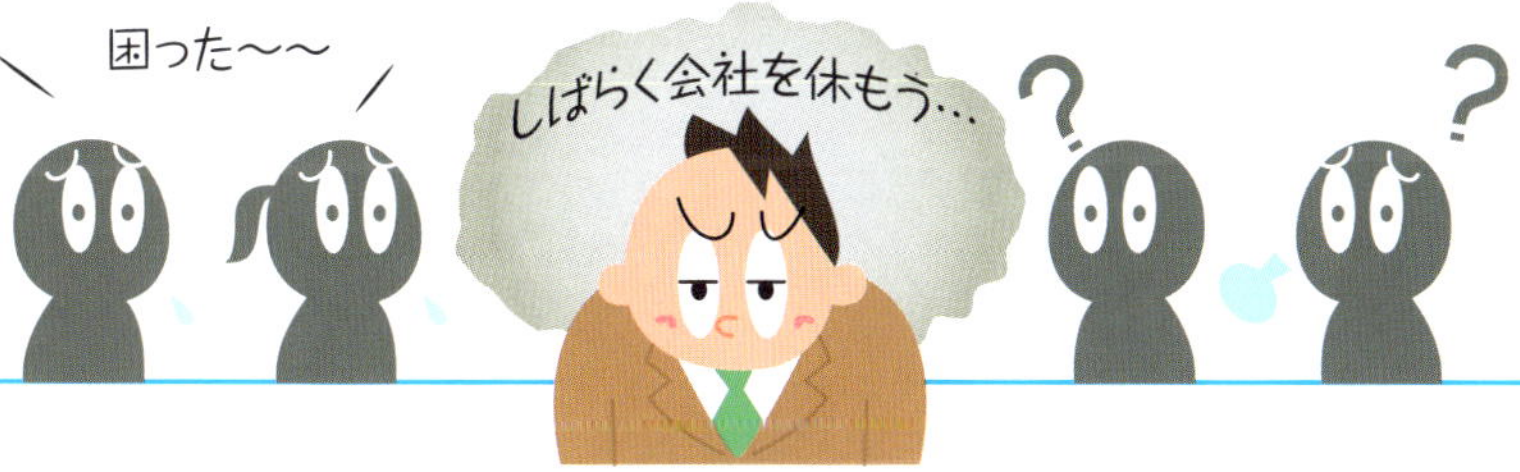
困った〜〜
しばらく会社を休もう…
?
?

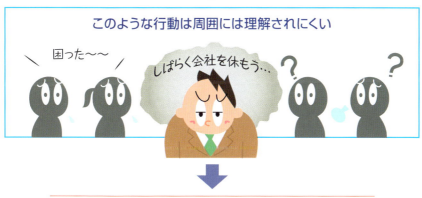

しだいに社会生活に大きな支障を来すことになる

食生活や睡眠の変化

非定型うつ病を併発すると、食生活や睡眠など、生活パターンにも特徴的な変化がみられるようになります。

定型うつ病の場合、気分の落ち込みとともに食欲が低下し、体重も減少することが多いものです。しかし、非定型うつ病では、食欲や体重の低下は認められず、逆に「過食」や「体重増加」の傾向がみられます。何か口にしていないと不安に圧し潰されてしまうような気がして、食べることへの衝動を抑えられなくなるのです。とくに、菓子パンやスナック菓子など、いわゆるジャンクフードへの欲求が高まるようです。

こうして週に3日以上、度を越して食べるようになると過食とされ、3ヵ月で健康時よりも5kg以上体重が増えると、体重増加とみなされます。なかには、8kg以上太る人もいます。太った自分に嫌悪感を感じるのですが、過食をやめることができません。

次に睡眠ですが、定型うつ病では、多くが抑うつや不安から不眠に陥ります。しかし、非定型うつ病では、逆に眠り過ぎてしまう「過眠」がみられます。夜、十分に眠っているにも関わらず、日中も眠気が続いて起きていられなくなるのです。気分が激しく落ち込めば落ち込むほど、眠気も強くなるようです。

1日に10時間以上眠る日が週に3日以上あるならば、過眠です。ぐっすり眠っていなくても、1日10時間以上、ベッドや布団に入っているようだと、やはり過眠とみなされます。

また、定型うつ病は、朝に抑うつ症状が強く現れ、午後にはだんだん軽快していくことが多いのですが、非定型うつ病は夕方や夜間に、気分の落ち込みや疲労感、倦怠感といった症状が悪化しやすいという傾向がみられます。とくに疲労感は、「体に鉛が入っているかのよう」などと表現される「鉛様《なまりよう》疲労感」で、これも非定型うつ病の特徴です。

生活習慣に大きな変化が現れる非定型うつ病

食生活 ➡ 過食

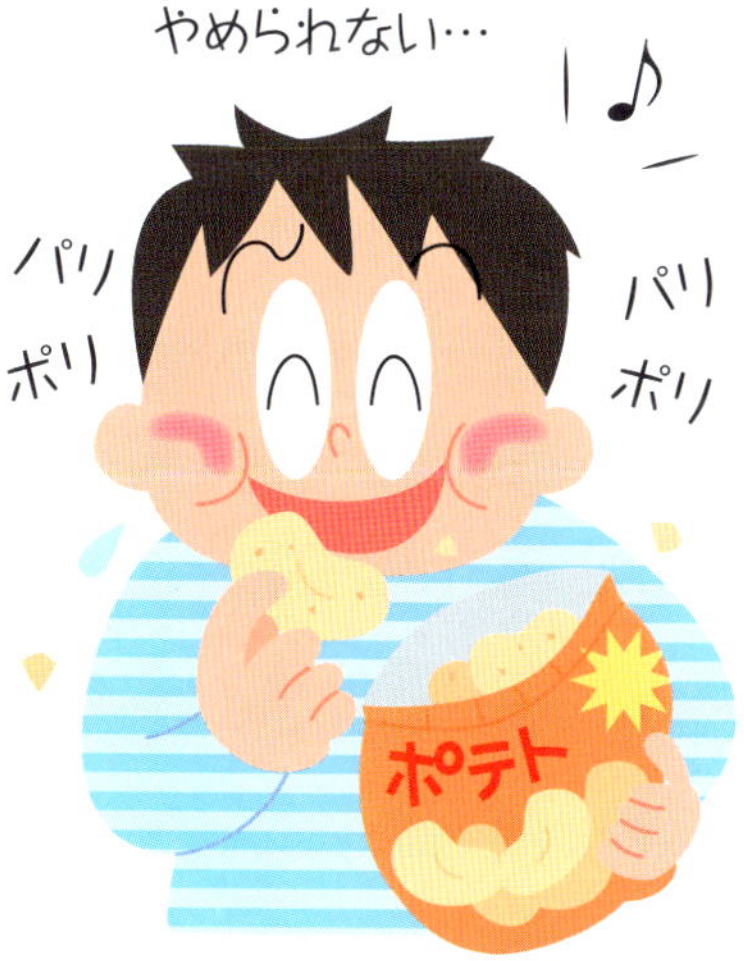

何か口にしていないと不安に圧し潰されてしまうような気がする。食べることへの衝動を抑えられなくなる

とくにジャンクフードへの欲求が高まる

睡眠 ➡ 過眠

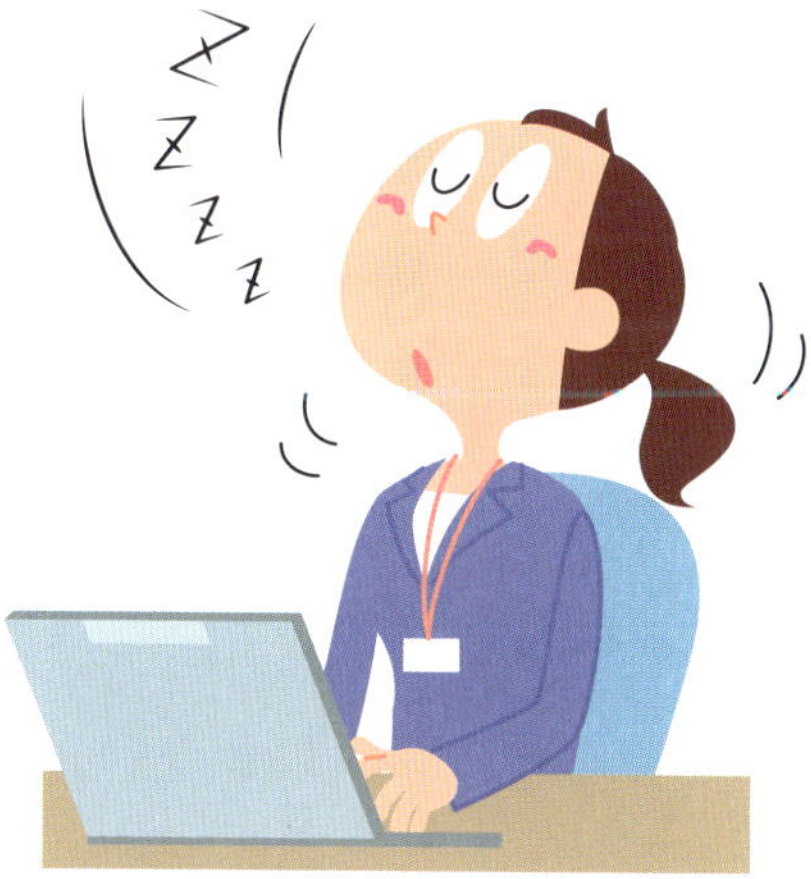

十分に眠っているにも関わらず、日中も眠気が続いて起きていられなくなる。気分が激しく落ち込めば落ち込むほど、眠気も強くなる

1日10時間以上眠る日が週に3日以上あれば過眠

合併・併発は治療方針に影響する

治療の優先順位が変わる

複数の不安障害や他の精神疾患を合併・併発している場合は、その病気を見逃さず、正しく治療することが重要になります。例えば、パニック障害がなかなかよくならないと思っていたら、うつ病を併発していたというケースはよくありますし、社交不安障害から統合失調症へ移行するというケースも稀ではありません。

合併や併発がある場合は、基本的にはそれぞれの病気に対する治療を組み合わせて行います。ただし、抑うつ症状が重く活動性が低下していると、不安障害の治療がうまくいかないことがあります。重度のうつ病を併発している場合は、うつ病の治療を先行して行うこともあります。

また、うつ病の併発が疑われる場合、注意しなければならないのは、双極性障害との見極めです。双極性障害は、躁状態とうつ状態を交互にくり返す病気ですが、不安障害を発症している時期は、双極性障害のうつ状態にあることが多く、患者さん自らが躁症状を訴えることもほとんどないので、躁の存在が見逃されるケースが少なくありません。

しかし、躁状態のないうつ病と躁状態のある双極性障害では、薬物療法で用いる薬が異なるため、誤った診断をしてしまうと、思わぬ副作用が現れることがあります。不安障害の薬物療法については、次章でくわしく述べますが、不安障害やうつ病によく効く「SSRI」と呼ばれる抗うつ薬は、双極性障害に使うと躁転《そうてん》してしまうことがあり、衝動性が高まるなどの症状を悪化させることがあるのです。そのため、双極性障害を併発している場合は、主に気分安定薬*が用いられます。

用語解説 気分安定薬 極端に気分が高揚したり、逆に落ち込んだりと、波のある精神状態を平らにする作用のある薬。リチウム、バルプロ酸、カルバマゼピンなどがある。

かかっている病気が何かを見極める

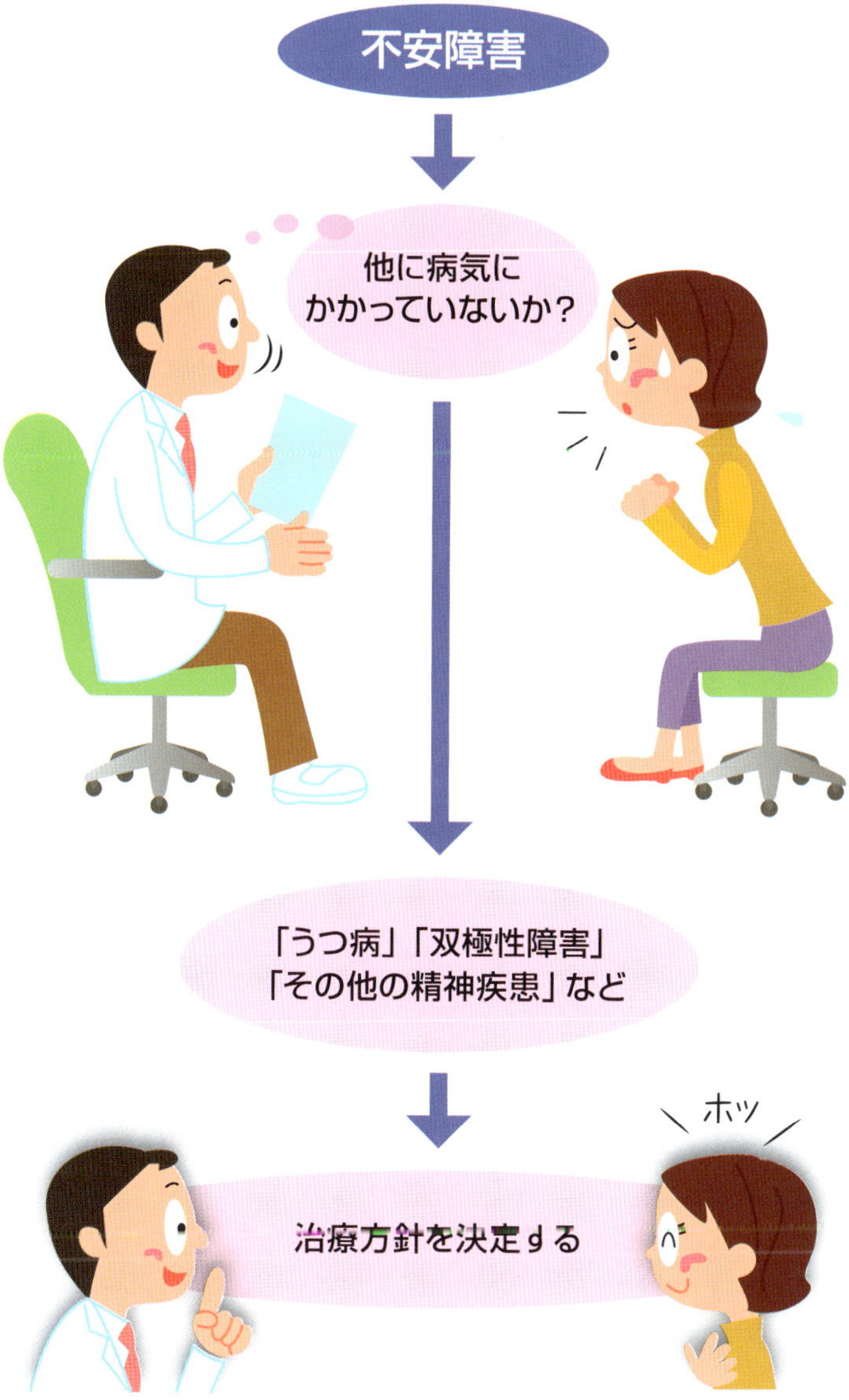
不安障害
他に病気に
かかっていないか？
「うつ病」「双極性障害」
「その他の精神疾患」など
ホッ
治療方針を決定する

column

磁気刺激療法（TMS）

2019年6月から、うつ病に対する「磁気刺激療法（TMS）」が保険適用されました。磁気刺激療法とは、頭皮の上に置いた電気コイルに電流を反復して流すことで磁場を発生させ、磁場にともなって生じた電流によって脳を刺激し、脳の活動性を回復させる治療法です。薬物療法がなかなか効かず、何年も治療を続けているような難治性・薬物抵抗性うつ病に有効な治療法として、近年注目されています。

うつ病は不安障害と同様、脳のトラブルを原因とする病気です。うつ病の人の脳では、脳の左側の背外側《はいがいそく》前頭前野の活動が低下し、不安を司る扁桃体の活動が過剰になっていることがわかっています。磁気刺激療法では、背外側前頭前野に磁気刺激を与えることで、意欲や思考力を正常に機能させ、二次的に扁桃体を刺激することで不安症状を抑制します。

磁気刺激療法の最大のメリットは、副作用がほとんどないことです。抗うつ薬などの薬は、吐き気などの副作用で続けられない場合もありますが、磁気刺激療法は脳の局所に刺激を与えるだけなので、他の臓器への影響はほとんどありません。頭皮にピリピリとした痛みや違和感を感じることもありますが、多くは2～3回治療を受けると慣れてしまうといいます。また、妊娠中の胎児や授乳中の乳児への影響も報告されていません。

デメリットとしては、平日に週5日、一般的に6週間、通院が必要になることが挙げられます。また、今回の保険適用にあたっては、厳しい施設基準が設けられており、この基準を満たす医療施設がまだまだ限られているということも今後の課題といえます。

不安障害にともなううつ病は難治性であることが多く、うつ病の改善が不安障害の回復につながることを考えると、磁気刺激療法が広く普及し、より身近な治療法となることが期待されます。

第４章

いろいろな治療法がある

不安障害の治療では、まずは薬物療法によって、パニック発作や不安症状をいち早く抑えることが大切です。そのうえで、不安になりやすい心のクセを、前向きに修正する精神療法を行うのが効果的です。

不安障害は2つの治療法で進められる

薬物療法と精神療法

不安障害は、適切な治療を施すことによって克服できる病気です。本章では不安障害の治療法について、くわしく見ていくことにしましょう。

まず1つは、「薬物療法」です。不安障害の患者さんの脳内には、何らかの不調があることがわかっています。薬物療法は、この脳内の不調を改善することで症状を抑えます。

薬物療法は効果が現れるのが早く、パニック発作を抑えたり、不安をやわらげたりするのに非常に有効です。また、指示どおりに薬を飲むだけなので、患者さんにとって取り組みやすいというのも大きなメリットです。一方で、薬物療法には副作用の問題や、薬を止めると再発しやすいというデメリットもあります。

そこで、薬物療法との併用をすすめられるのが「精神療法」です。精神療法とは、「患者さんが心の専門家のもとで、不安に陥りにくい新しい考え方や行動を学び、身につける」という治療法です。〝薬を飲むだけ〟の薬物療法にくらべると、患者さん自身の自主性がとても重要になる治療法といえます。

精神療法には副作用などの心配がなく、不安になりやすい思考を根本的に変えていくので、再発しにくいという大きなメリットがありますが、薬物療法のようにすぐに効果が現れるものではありません。精神療法を実行し、続けて行くためには、患者さん自身の強い意思と根気が必要なのです。

しかし、いつ発作を起こすかわからない不安を抱えたままでは、精神療法に前向きに取り組むことができません。そのため、薬物療法で症状を軽くしながら、精神療法を併用することがすすめられます。

薬物療法と精神療法のメリット・デメリット

	薬物療法	精神療法
	脳内の不調を改善します	新しい考え方、行動を学びます
メリット	● 不安や抑うつ症状を軽くする ● パニック発作を予防･コントロールできる ● 効果が現れるのが早い ● 医師の指示どおりに薬を飲むだけでよい	● 不安や抑うつ症状を軽くする ● 薬を中止したあとにも有用 ● 副作用や依存性の心配がない ● 自主的に取り組むので達成感が得られる
デメリット	● 副作用が出ることがある ● 薬によっては依存性がある ● 服用を止めると再発しやすい ● 薬によっては妊娠や授乳に影響する	● 強い意思と根気が必要 ● 急性期の強い不安には効果が乏しい ● 効果が現れるのに時間がかかる

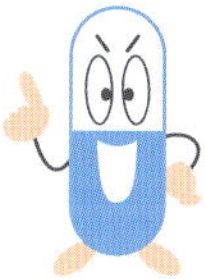

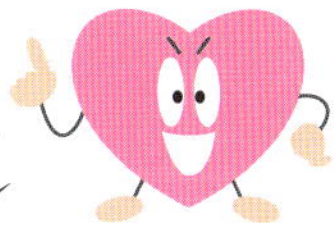

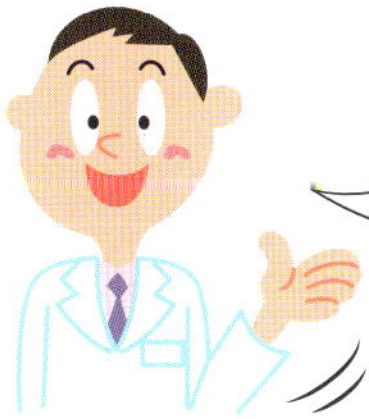

医療機関以外のカウンセリングルームなどでも精神療法を実施しているところがありますが、保険診療の対象にはなりません

脳機能の不調を抑える薬物療法

薬を使った治療の進め方

　不安障害では、不安という症状が次の症状を引き起こし、悪循環を招きます。そこで、まずは薬物療法でいち早く、患者さんのつらい症状をやわらげることが重要になります。

　不安障害の薬物療法で用いられる薬には、抗うつ薬、抗不安薬、β《ベータ》遮断薬、気分安定薬、抗精神病薬などがありますが、主として用いられるのは抗うつ薬と抗不安薬です。なかでも「ＳＳＲＩ」と呼ばれる抗うつ薬は、不安障害によく効くことがわかっています。そのため、不安障害の薬物療法では、ＳＳＲＩを基本に抗不安薬を併用するのが一般的です。

　症状が強く、ＳＳＲＩや抗不安薬がなかなか効かない場合や、副作用が強く出てしまう場合、その他精神疾患を併発している場合などは、必要に応じて気分安定薬や抗精神病薬などの薬が用いられます。

　不安障害の症状は、患者さんによって異なりますし、薬の効き方や副作用の現れ方にも個人差があります。そのため、不安障害の薬物療法では、患者さんに合った薬を選択し、服薬量を調整していくことが重要になります。また、薬物療法によって症状が改善されても、急に薬を中止すると、離脱症状*や症状の再発が起こることがあります。

　そこで、薬物療法は、薬を始めるときはもちろん、薬を止めるときも、服薬量を調節しながら段階的に進められます。一般的には、最初は1～3ヵ月くらいかけて薬の種類や服薬量を調整し、最適な量が決まれば（維持量）、その量を半年～1年くらい続けます。その後、症状が出なければ、少しずつ薬の量を減らし、薬を飲まなくてもすむ時間を増やしながら、3～5年くらいかけて完全に断薬します。

用語解説　離脱症状　依存性のある薬物、アルコール、タバコなどを中止または減量した際に生じる様々な身体的・精神的症状。

服薬スケジュールの一例（パニック障害の場合）

服薬開始

2週間～2ヵ月

SSRIと抗不安薬を併用し、パニック発作をコントロールするとともに、発作による不安を抑える

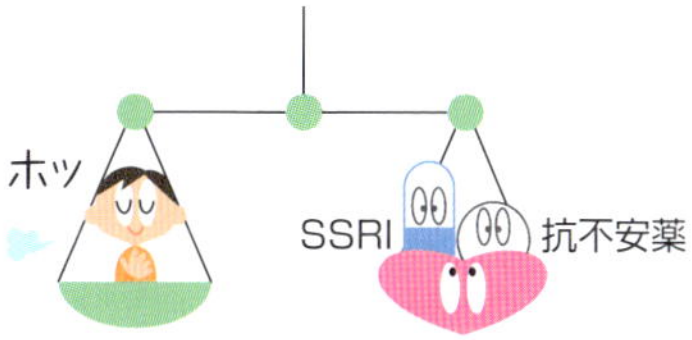

1ヵ月～3ヵ月

症状のコントロールができるようになると、抗不安薬を服用する機会は減ってくる
SSRIについては、症状の現れ方、薬の効き目、副作用が出るかどうかなどを確認しながら、その人にとっての最適な量（維持量という）を探っていく

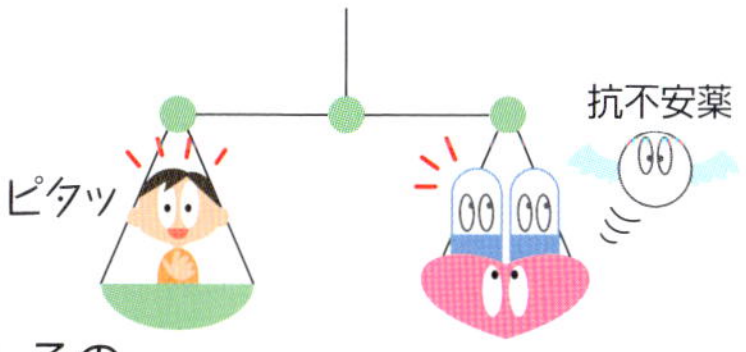

半年～1年

症状が出ていないことを確認しながら、維持量の服用を続ける（維持療法という）

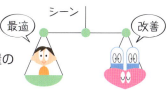

3年～5年

時間をかけて、少しずつ薬の量を減らし、薬を飲まなくてもすむ時間を増やしていく。減薬や断薬は、必ず医師の指示のもとで行うこと。自己判断で薬を減らしたり、薬を止めたりすると、断薬による離脱症状や再発を引き起こすことがある

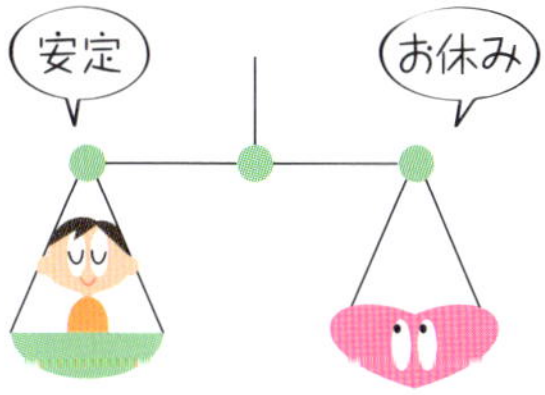

断 薬

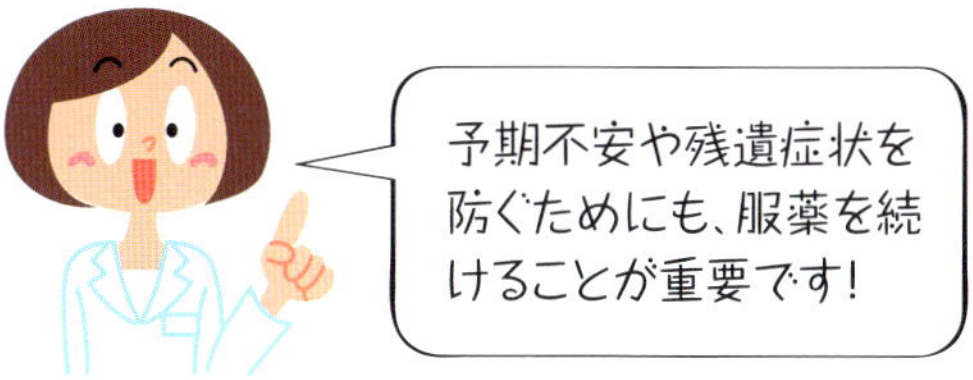
予期不安や残遺症状を防ぐためにも、服薬を続けることが重要です！

セロトニンの再取り込みを防ぐ「ＳＳＲＩ」

「ＳＳＲＩ」(Selective Serotonin Reuptake Inhibitors) は、比較的新しいタイプの抗うつ薬で、日本語では「選択的セロトニン再取り込み阻害薬」と訳されます。不安障害の患者さんの脳内では、神経伝達物質の1つであるセロトニン*が不足していると考えられています。このセロトニンが吸収・分解されるのを抑制して、脳内のセロトニンを増やそうというのが、ＳＳＲＩの働きです。

ＳＳＲＩはセロトニンだけに選択的に作用し、セロトニン以外の神経伝達物質にはほとんど影響を与えないため、副作用が少なく、安全性に優れた抗うつ薬とされています。

ただし、副作用は全くないわけではなく、薬の飲み始めにイライラ感や興奮が強くなったり、吐き気や嘔吐、食欲不振などの消化器症状がみられることがあります。これらの副作用は一時的なもので、薬を続けているうちに自然に軽快するといわれていますが、不安な症状がみられるときは、主治医に相談するようにしましょう。

現在、日本で使用できるＳＳＲＩには、「パロキセチン（商品名：パキシル）」「セルトラリン（商品名：ジェイゾロフト）」「フルボキサミン（商品名：ルボックス、デプロメール）」「エスシタロプラム（商品名：レクサプロ）」の4種類があります。同じＳＳＲＩでも、それぞれは異なる化学構造を持っているため、効果や副作用も微妙に異なります。最初に処方されたＳＳＲＩで効果が得られない場合や、副作用が強く出てしまった場合は、別のＳＳＲＩに変更することも可能です。

なお、ＳＳＲＩは、いずれも直ちに効果が現れるわけではありません。効果を実感できるまでには、少なくとも2週間、人によっては12週間くらいかかる場合もあります。そのことをよく理解し、焦らず治療を続けましょう。

用語解説

セロトニン　神経伝達物質の１つ。精神を安定させ、気分を落ち着かせる作用があり、不足すると不安感が高まる。

「ＳＳＲＩ」の種類と特徴

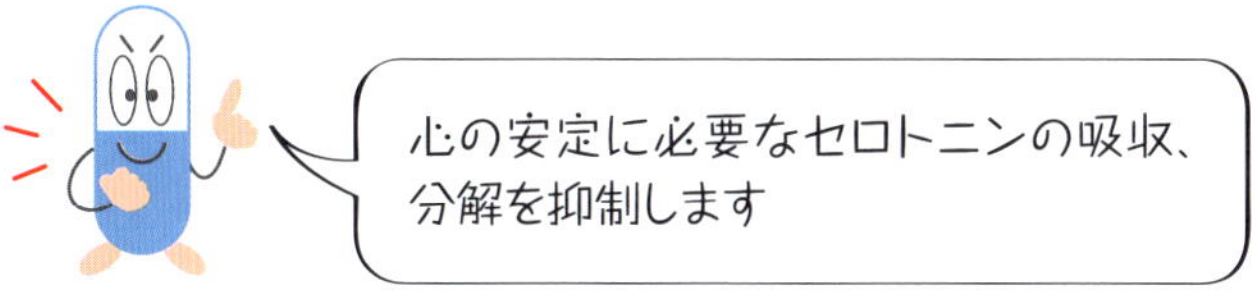
心の安定に必要なセロトニンの吸収、分解を抑制します

種類

一般名	商品名	適応症
パロキセチン	パキシル	うつ病、パニック障害、社会不安障害、強迫性障害、外傷後ストレス障害
セルトラリン	ジェイゾロフト	うつ病、パニック障害、外傷後ストレス障害
フルボキサミン	ルボックス、デプロメール	うつ病、社会不安障害、強迫性障害
エスシタロプラム	レクサプロ	うつ病、社会不安障害

※適応症にない病気では、保険適用とならない場合がる
※限局性恐怖症と全般性不安障害には、保険適用となるSSRIはないが、パニック発作や不安症状、抑うつ症状などが強い場合は、SSRIを用いることがある

特徴

- 服用は1日1回（2回のものもある）
- 副作用が少なく、比較的安全性が高い

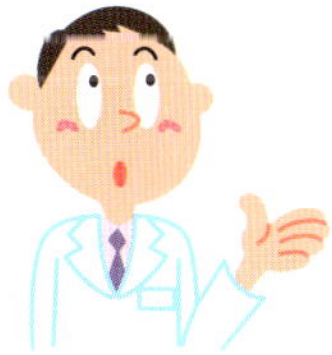

- 効果を実感できるまでには、少なくとも2週間、長い人では12週間くらいかかる
- 依存性はない
- 飲み始めにイライラ感や興奮が高まったり、吐き気や嘔吐、食欲不振などの副作用がみられることがある

不安や緊張を緩和する「抗不安薬」

　前項で紹介したSSRIは、パニック発作や不安症状を抑えるのに非常に有効ですが、効果が得られるまでには時間がかかります。そこで、SSRIの効果が現れるまでの間、症状を落ち着かせて、楽になるという実感を持ってもらうために補助的に用いられるのが「抗不安薬」です。抗不安薬には、神経伝達物質を調節することで、パニック発作を抑えたり、不安や緊張といった症状を緩和させたりする作用があります。

　抗不安薬のなかでも、不安障害によく使われているのは、「ベンゾジアゼピン系抗不安薬」と呼ばれるタイプの薬です。ベンゾジアゼピン系抗不安薬は、「GABA《ギャバ》*」という神経伝達物質の働きを強めることで、パニック発作を確実に抑え、不安や緊張、焦りや興奮、意欲の低下などをやわらげます。また、抗不安作用のほかにも、興奮を抑えて眠気を誘う鎮静催眠作用や、筋肉のこりや緊張をやわらげる筋弛《し》緩《かん》作用などがあります。

　ベンゾジアゼピン系抗不安薬は即効性があり、多くは服用後30分～1時間で効果を発揮します。ただし、ベンゾジアゼピン系抗不安薬の効果は一時的なもので、効果が切れると再び不安を生じることがあります。服用をくり返し、用量を増やしても、一定以上の効果を得ることはできません。

　一方で、薬の作用が強く出すぎると、ふらつきを生じる、日中に眠くなる、集中力が低下する、反応が鈍くなるなどの副作用がみられることもあります。

　また、ベンゾジアゼピン系抗不安薬には、飲み続けていると止められなくなる「依存性」があり、薬の中止時や減量時に、不安感が増したり、吐き気や耳鳴り、けいれんなどの離脱症状を生じることがあります。依存や副作用を避けるためには、大量の服用にならないよう注意し、継続して服用する期間は4週間に止めることがすすめられます。

用語解説　GABA　神経伝達物質の1つ。脳内の中枢神経を抑制することで、脳の興奮を鎮め、気分を落ち着かせてリラックスさせる作用がある。

主なベンゾジアゼピン系抗不安薬の種類と特徴

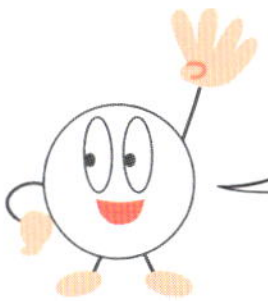
ベンゾジアゼピン系抗不安薬は、作用時間によって4つのタイプに分類されます

- 短時間型：効果のピークは1時間未満、作用時間は6時間以内
- 中間型 ：効果のピークは1～3時間、作用時間は12～24時間以内
- 長時間型 ：効果のピークは1～8時間、作用時間は24時間以上
- 超長時間型 ：作用時間は90時間以上

ベンゾジアゼピン系抗不安薬のタイプと抗不安効果

型	一般名	商品名	抗不安効果 弱	中	強
短時間型	トフィソパム	グランダキシン	○		
	クロチアゼパム	リーゼ	○		
	エチゾラム	デパス			○
中間型	ブロマゼパム	レキソタン、セニラン			○
	ロラゼパム	ワイパックス			○
	アルプラゾラム	ソラナックス、コンスタン		○	
長時間型	ジアゼパム	セルシン、ホリゾン		○	
	クロキサゾラム	セパゾン			○
	クロナゼパム	リボトリール、ランドセン			○
超長時間型	ロフラゼプ酸エチル	メイラックス		○	
	フルトプラゼパム	レスタス			○

ベンゾジアゼピン系抗不安薬の使い方の例

- パニック発作が起きたときの応急処置や、急に強い不安に襲われたときに頓服として →作用時間が短くて、抗不安効果が強い薬（デパス、レキソタン、ワイパックスなど）
- 終日会議に出席するなど、不安な状況が長く続く場合に →効果のピークが長めの長時間型（セルシン、ホリゾン、セパゾン、リボトリール、ランドセンなど）
- 常に不安があり、時折パニック発作を起こす →作用時間の長い超長時間型（メイラックスなど）を常用しながら、発作時には頓服（デパス、レキソタン、ワイパックスなど）

不安や緊張による身体症状を抑える「β遮断薬」

「β《ベータ》遮断薬」は、正式には「交感神経β受容体遮断薬」といい、交感神経の働きを抑制することで、血圧や心拍数などを抑える作用があります。本来は高血圧や不整脈、狭心症など、主に循環器疾患の治療薬として用いられる薬ですが、不安障害の身体症状に対して用いられることがあります。

交感神経が興奮すると、副腎からアドレナリン*と呼ばれるホルモンが分泌され、体中の臓器に運ばれます。各臓器には、アドレナリンを受け取る「受容体」というものがあり、受容体がアドレナリンを受け取ることで臓器の働きを活発にします。そして、この受容体には3つの種類があり、その中の1つが「β受容体」です。β受容体は心臓、気管支、血管などにあり、β遮断薬は、アドレナリンがβ受容体に作用するのを防ぐ（遮断する）ことで、心臓の働きを抑え、心拍数や血圧を抑えるのです。

不安障害では、不安や緊張が高まると、動悸や息切れ、発汗や赤面、ふるえなどの身体症状が現れることがあります。これらの症状は、交感神経の働きが活発になることで起こりますから、交感神経の働きを抑制するβ遮断薬がよく効きます。

ただし、β遮断薬の効果は一時的なもので、飲み続けていれば症状が起こらなくなるというわけではありません。そのため、長期間服用して根治を目指すという飲み方ではなく、抗不安薬同様、不安や緊張が予測される状況のときに、前もって症状が出ないよう飲んでおくなど、あくまでも一時的な服用に止めるのが一般的です。

なお、β遮断薬には血圧を下げる作用があるため、ふらつきやめまいなどの副作用がみられることがあります。また、β遮断薬のなかには、気管支を収縮させる作用があるものもあり、喘息の人が服用すると呼吸困難などを引き起こすことがあるので注意が必要です。

用語解説 アドレナリン　ストレスを感じたときなど、交感神経の興奮によって副腎髄質から分泌されるホルモン。心拍数や血圧、血糖を上昇させる作用がある。

主なβ遮断薬の種類と特徴

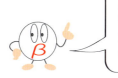

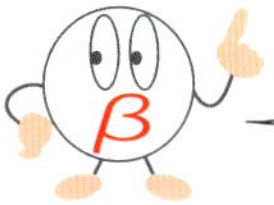

β遮断薬には、主に心臓に作用するβ_1受容体を選択的に遮断する「β_1選択性薬剤」と、気管支に作用するβ_2受容体も遮断する「β_1非選択性薬剤」の2つのタイプがあります

β遮断薬の種類と特徴

商品名	一般名	タイプ	特徴
インデラル	プロプラノロール塩酸塩	β_1非選択性	心臓だけでなく、気管支にも作用
ミケラン	カルテオロール塩酸塩	β_1非選択性	心臓だけでなく、気管支にも作用
テノーミン	アテノロール	β_1選択性	心臓だけに選択的に作用。気管支への影響は比較的少ない
アロチノロール塩酸塩	アロチノロール塩酸塩	β_1非選択性	心臓だけでなく、気管支にも作用

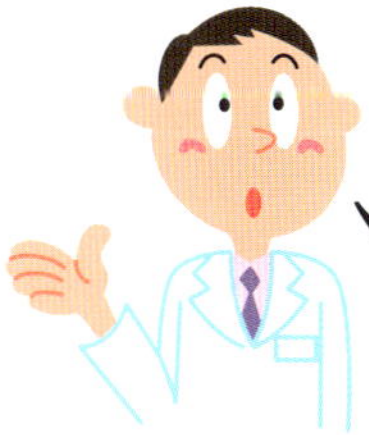

不安障害による動悸やふるえ、発汗や赤面などの身体症状は、さらなる不安や緊張を引き起こすため、病状悪化や回避行動につながります

β遮断薬を上手に使って、身体症状を軽くしましょう

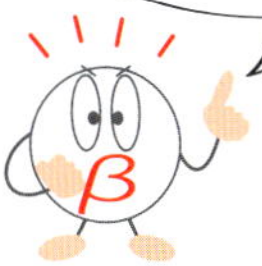

「気分安定薬」や「抗精神病薬」を用いることも

「気分安定薬」は、極端に気分が高揚したり、逆に落ち込んだりと、波のある精神状態を安定させるための薬です。

不安障害や、不安障害にうつ病をともなう場合は、抗うつ薬であるSSRIが第一選択薬となります。しかし、双極性障害をともなう場合にSSRIを用いると、症状を躁転《そうてん》させてしまい、双極性障害の経過を不安定にするという指摘が多くあります。

そこで、双極性障害をともなう不安障害には、SSRIの使用は控え、気分安定薬を用いた治療が優先されます。また、うつ病を併発している場合などで、抗うつ薬の効果が十分に得られないときに、抗うつ薬の効果を高めるために気分安定薬を併用することがあります。

代表的な気分安定薬には、「ラモトリギン（商品名：ラミクタール）」「炭酸リチウム（商品名：リーマス）」「バルプロ酸（商品名：デパケンなど）」「カルバマゼピン（商品名：テグレトール）」などがあります。

「抗精神病薬」は、神経伝達物質の1つであるドーパミンの働きを調節する薬です。ドーパミンには、気持ちを興奮させたり、緊張させたりする働きがあり、抗精神病薬はドーパミンの働きを抑えることで、強い興奮や緊張を鎮めます。

双極性障害をともなう不安障害には、「クエチアピン（商品名：セロクエル）」や「オランザピン（商品名：ジプレキサ）」などの抗精神病薬の使用を推奨する研究報告があります。また、強迫性障害でSSRIを服用しても十分な効果が得られない場合は、「リスペリドン（商品名：リスパダール）」や「オランザピン（商品名：ジプレキサ）」などを併用する増強療法が有効であるとの報告もあります。

パニック障害にうつ病をともなった場合にも、抗精神病薬の投与が検討されることがあります。

ケースに応じて用いられる薬

気分安定薬

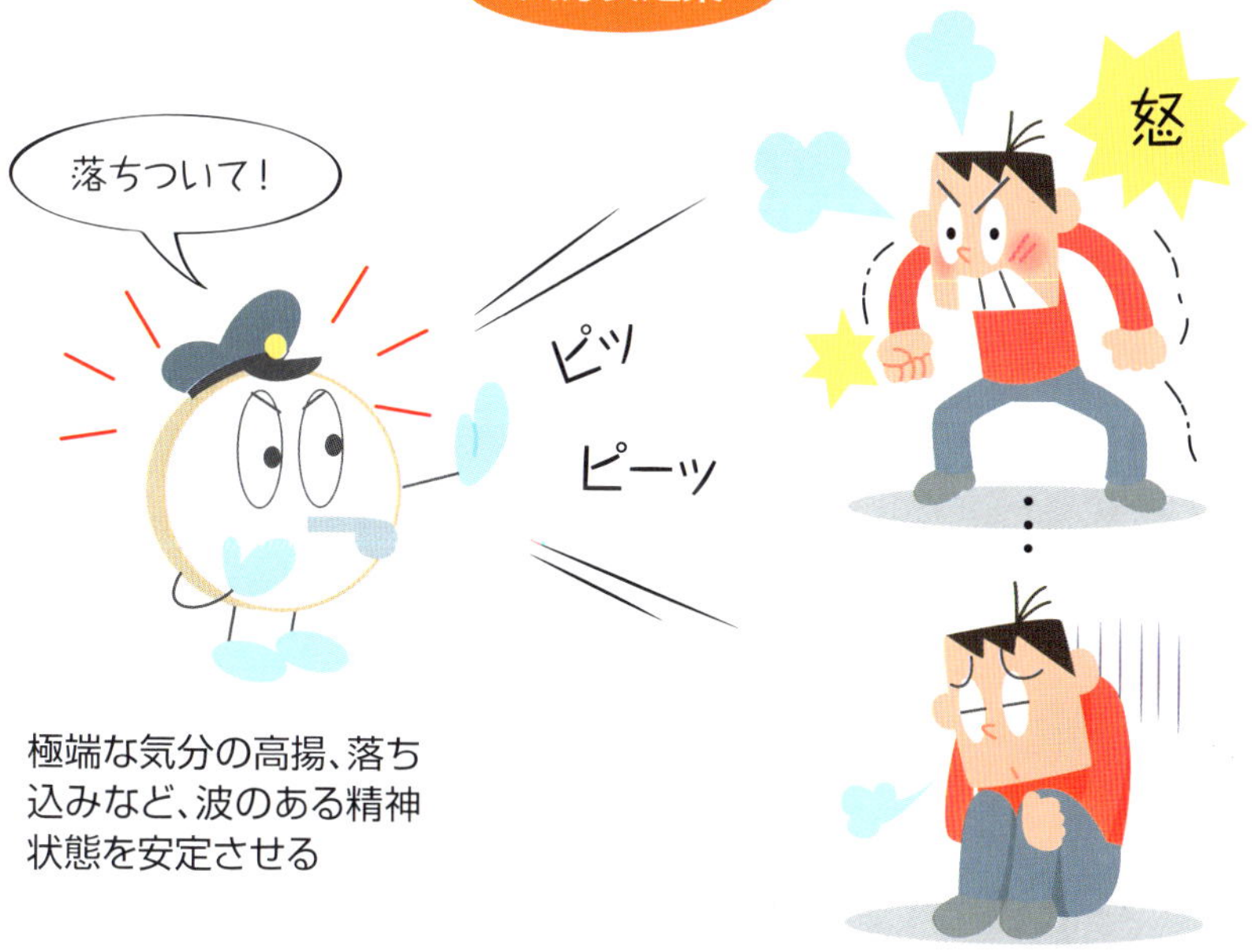

極端な気分の高揚、落ち込みなど、波のある精神状態を安定させる

抗精神病薬

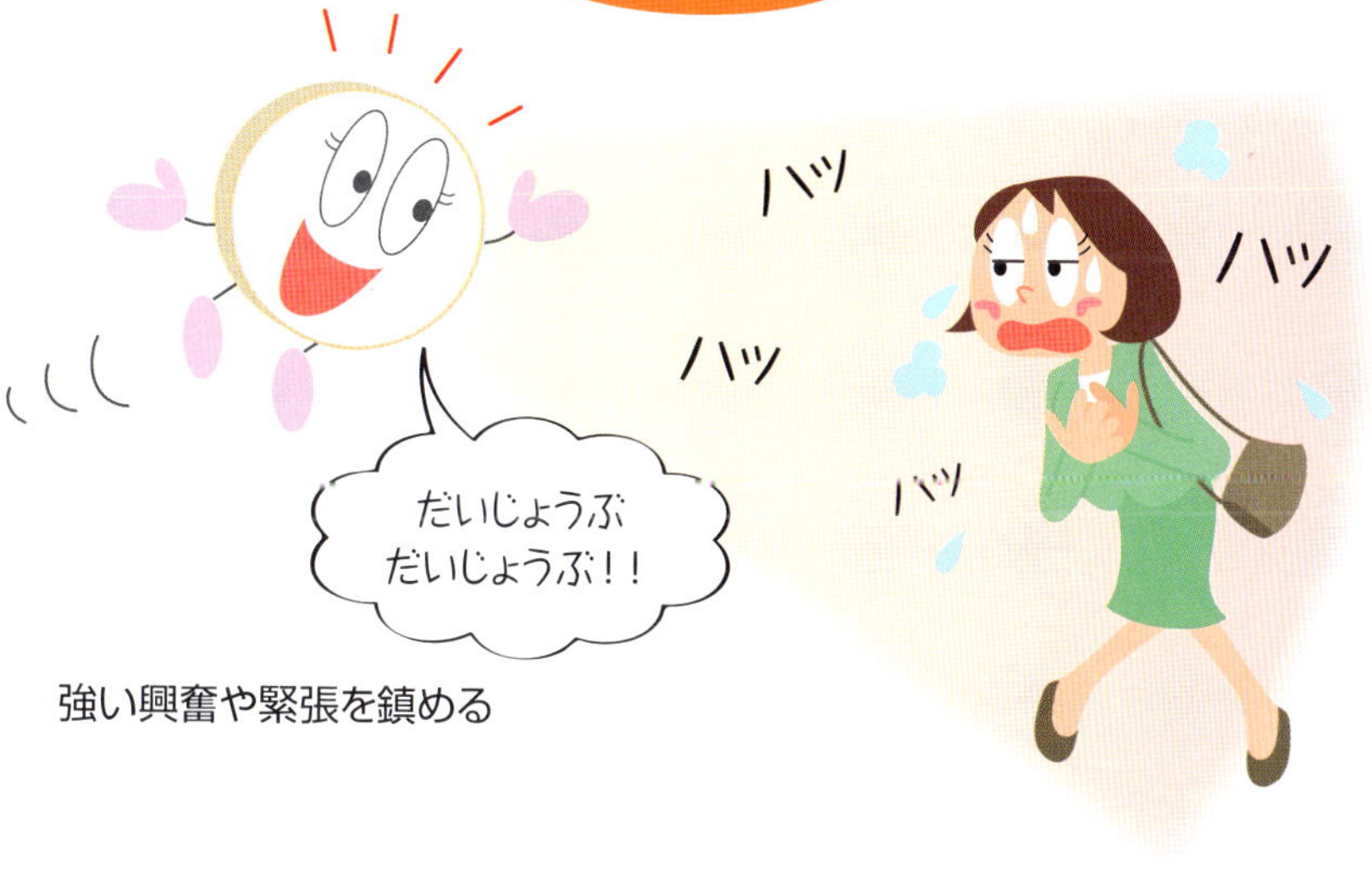

強い興奮や緊張を鎮める

心の不調を改善する精神療法

専門家の指導で行う認知行動療法

　ここからは、不安障害の治療のもう1つの柱である精神療法について、くわしく見ていきます。

　精神療法には様々な方法がありますが、最も広く行われており、かつ有効性が認められているのが「認知行動療法」です。〝認知〟とは、「ものの考え方やとらえ方」のことで、認知の先、つまり認知の結果として〝行動〟があります。認知行動療法とは、患者さん特有の考え方のクセや歪《ゆが》みを修正し、心の問題の解決を図る（認知療法という）とともに、行動面にも働きかけ、行動のクセを修正して、日常生活に来している支障を取り除く（行動療法という）療法をいいます。

　認知行動療法の特徴は、患者さんが「今、意識していること」、つまり患者さんの「考え」に着目するという点です。心理的な問題の背景には、「考え方の偏り」と、この偏りによる「悪循環」が存在します。そこで、考え方のクセや歪みを修正し、悪循環を断ち切ることで、症状の改善を目指します。

　認知行動療法は、医師や臨床心理士などの心の専門家と患者さんの対話によって進められます。専門家の指導のもとで、問題となる考え方や行動のクセを修正し、再構成していきます。ただ、「専門家の指導のもとで…」というと、専門家が主体となり、催眠術のように患者さんの思考を誘導してくれるように思われるかもしれませんが、そうではありません。認知行動療法は、あくまでも患者さんが主体です。患者さん自身が問題点に気づき、自らの意思と実行力で問題解決を図ることが重要になります。

　それでは、次項からは認知行動療法の代表的な手法をいくつか紹介しましょう。

認知の歪みによる悪循環

パニック障害の認知モデル（Aさんの場合）

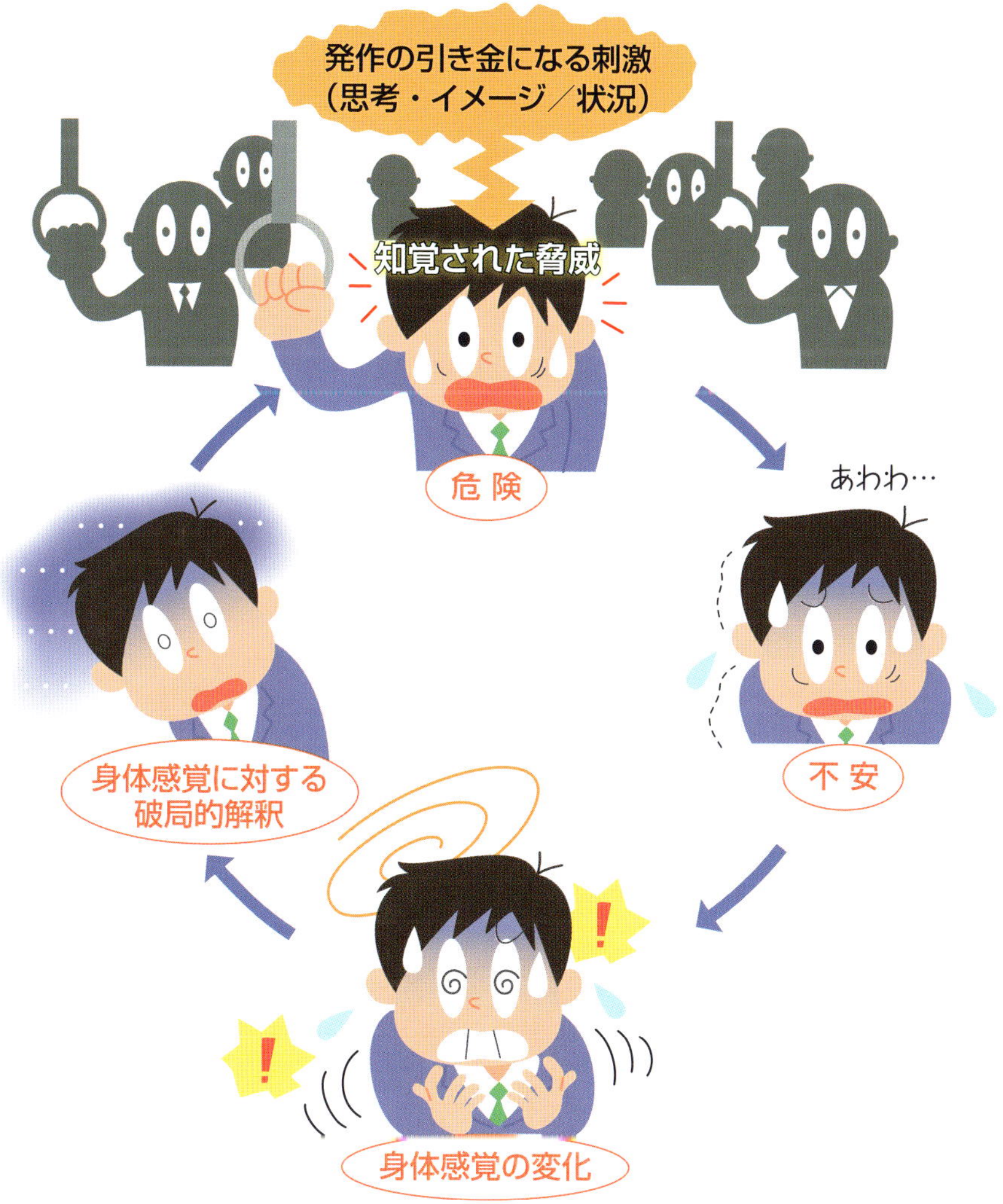

「考え方の偏り」が「悪循環」を生み出す

考え方のクセ・歪みを正す認知療法

人は、その時、その瞬間の考えや思考によって、反応したり、行動したりします。つまり、反応や行動は、認知によって決定づけられるということです。

例えば、人前でスピーチをするとき、普通の人は「若い人が多いから、少し軽めの話をしてみようかな」などと、ごく普通の合理的な認知（思考）をします。しかし、社交不安障害の場合、「つまらないと思われたらどうしよう」などと、否定的な認知をします。結果、緊張して言葉が出てこなくなるのです。

このような思考パターンを修正していくのが「認知療法」です。ここではパニック障害を例に、具体的な流れを見てみることにしましょう。

最初のステップは、不安のもとになる認知を整理することです。電車のなかでパニック発作を起こしたことのあるAさんは、電車に乗ったときに「必ず発作を起こすに違いない」「今度こそ本当に死んでしまうかもしれない」などといった認知をします。このような歪んだ認知を、まずは自分で書き出してみます。

次のステップでは、その認知に対して「発作を起こすという確証があるのだろうか」→「確証はない」、「パニック発作で死んだ人はいるだろうか」→「そんな話は聞いたことがない」などと、自問自答してみるのです。これによって、自分の認知がどのくらい奇妙なのかがわかってきます。

最後のステップでは、「いつも必ず発作が起こるとは限らない」「発作が起きても必ず治まる」「死ぬなどということは、まずありえない」などと、より適切な認知を引き出します。

長く持ち続けてきた認知を否定し、修正するのは簡単なことではありません。最初はうまく行かず、投げ出したくなることもあるかもしれませんが、このプロセスを根気よく続けることで、回復に近づくことができます。

歪んだ認知を修正してみる

電車の中でパニック発作を起こしたことがあるAさんの場合は…

ステップ 1

不安のもとになる認知を整理する

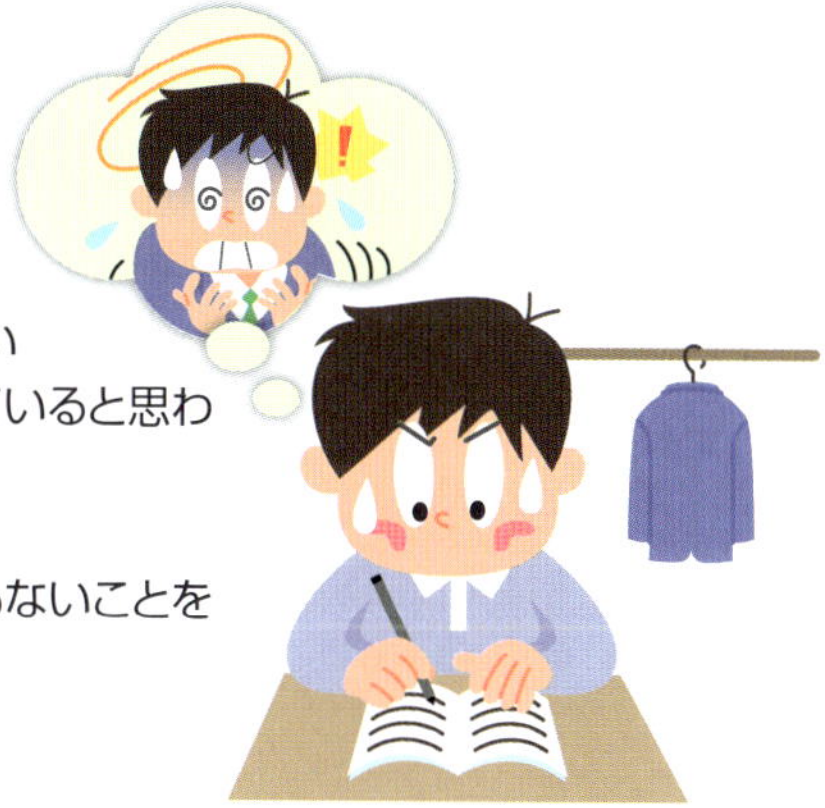

- 必ずパニック発作を起こすに違いない
- 次こそ本当に死んでしまうかもしれない
- 発作を起こした自分は、周囲から狂っていると思われるのではないか
- 誰も助けてはくれないだろう
- 電車から降りられないと、何かとんでもないことをしてしまいそうだ

↓

ステップ 2

自分の認知に自問自答してみる

- パニック発作を起こすという確証はあるのか→不安はあるが、確証はない
- 実際にパニック発作で死んだ人はいるのか→そんな話は聞いたことがない
- 周囲の人は、発作を起こした自分を狂っていると思うだろうか→気分が悪いのだなと思われる程度だろう
- 周囲の人は助けてくれないだろうか→助けを求めれば、誰かが助けてくれる
- 何かとんでもないことをしてしまうのだろうか→これまでは発作を起こしても、しゃがみ込む程度で、気を失うことすらなかった

↓

ステップ 3

より適切な認知を引き出す

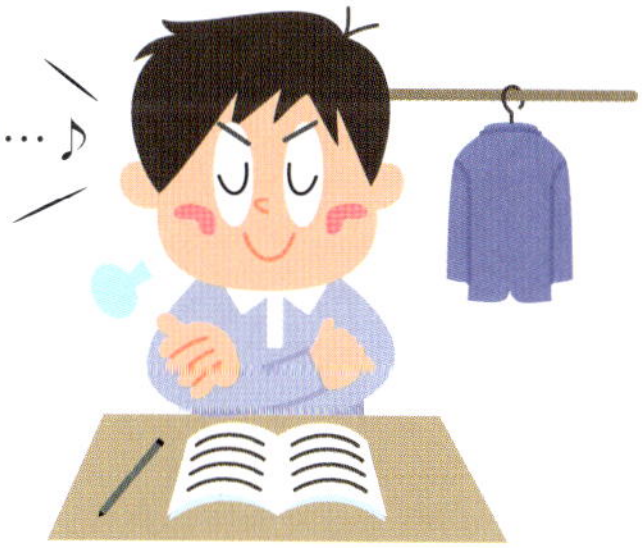

- パニック発作がいつも必ず起こるとは限らない
- もしも発作が起きても、必ず治まる
- 誰も自分のパニックには気づいていない。気分が悪いのだろうと思われるだけ
- いざというときは、誰かが助けてくれる。あるいは助けを呼んでくれる
- 状況が不安で恐ろしくても、だからといって精神に異常を来すことはない

心の抵抗力を身につける曝露療法（エクスポージャー）

認知療法では、患者さんの心の問題を洗い出し、解決方法を見出します。そのうえで、新たな行動パターンを身につけるために行われるのが「曝露療法《ばくろ》（エクスポージャー）」です。曝露療法とは行動療法の一種で、認知療法と分けて実施されることもありますが、最近は統合して行われることも多くなってきました。

不安障害の患者さんは、苦手な状況をできるだけ避けようとする傾向があります。そこをあえて苦手な状況に身をさらして（曝露という）、少しずつ心を慣らして克服していこうというのが曝露療法です。

曝露療法のポイントは、苦手な状況に置かれても、「平常心でいられる」「パニックに陥らない」ということを「実感」することにあります。ですから、曝露療法を行ったがために、パニックに陥ってしまったのでは意味がありません。克服のステップには個人差がありますから、患者さんの病状や治療の進み具合などをみながら、段階的に行うことがすすめられます。

それでは、前項と同じパニック障害のAさんを例に、具体的な流れをみてみましょう。

まず最初に、達成したいと思う目標を作成します。すぐに達成できそうなものから、非常に難しいと思われるものまで、細かく書き出します。ここで書き出す目標は、達成の度合いがよくわかるように、できるだけ具体的にするのがポイントです。

次に、書き出した目標に、レベルを細かく設定します。

レベルを設定したら、1つずつ、実行に移します。最初は医師や臨床心理士に付き添ってもらい、次の段階では家族など身近な人に付き添ってもらい、最終的には自分一人で行動してみます。

このような経験を積み重ねることで、〝心の抵抗力〟がついてきます。

苦手な状況にあえて身を置く暴露療法

混んだ電車が苦手なB子さんの場合は…

ステップ 1

目標を作成する

「朝の通勤時間帯に、自宅の最寄り駅から電車に乗って会社へ行く」

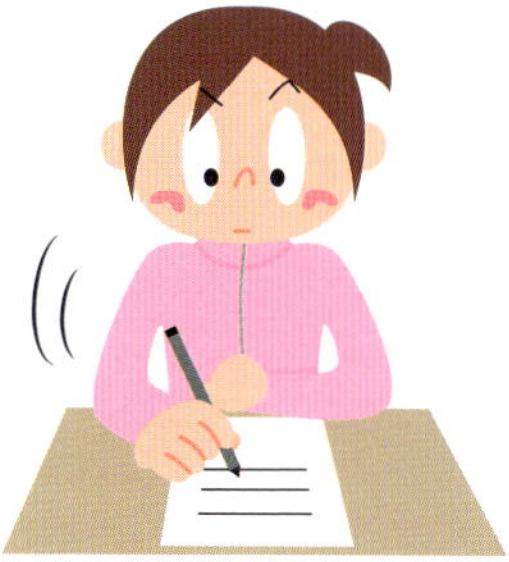

ステップ 2

目標にレベルを設定する

A) 空いている時間帯の電車に1駅分乗る
B) 空いている時間帯の電車に2駅分乗る
C) 空いている時間帯の電車で目的地まで行く
D) 朝の通勤時間帯の電車に1駅分乗る
E) 朝の通勤時間帯の電車に2駅分乗る
F) 朝の通勤時間帯の電車で目的地まで行く

実践前に自律訓練法（122頁）などを行い、心身をリラックスさせてから行う

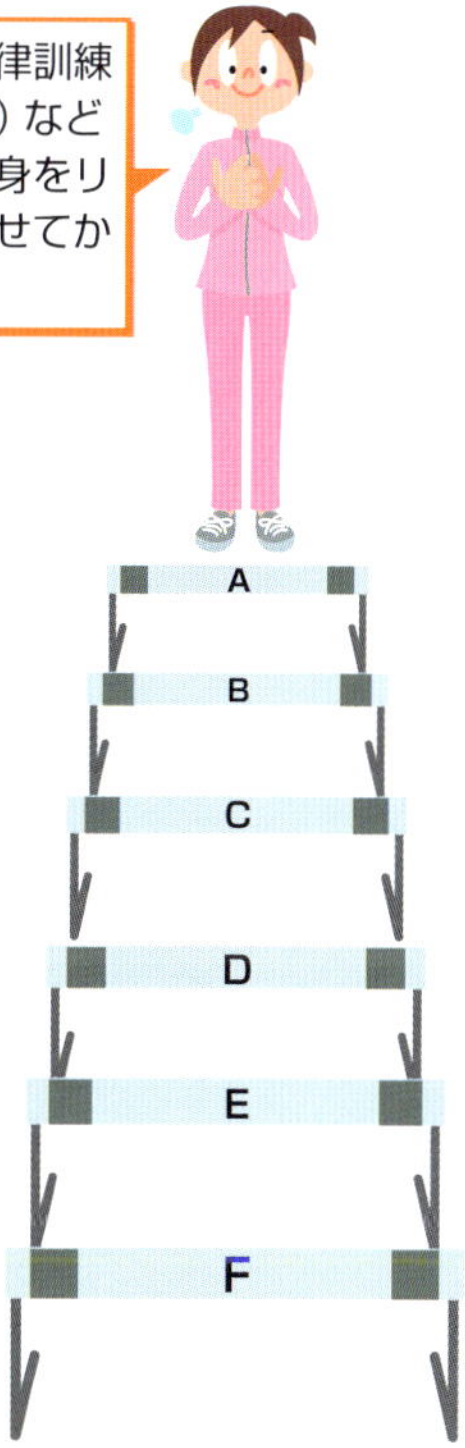

ステップ 3

目標を実践する

①徐々にハードルを上げていく場合
Aから順に挑戦し、最終的にFに到達する

②ある段階からハードルを上げる場合
最初はAから始め、Dに到達した時点で患者さんに自信があるようならば、一気にFに挑戦する

③最初からハードルを高く設定する場合
最初から最終目標であるFに挑戦する。ただし、患者さんの強い精神力が必要

患者さんの病状や治療の進み具合をみながら、①～③の実践方法が選択される

同じ病気の仲間と助け合う集団行動療法

曝露療法には、先に紹介した個人で行うものと、集団で行うものがあります。「集団行動療法」では、ものの考え方やとらえ方、対応・行動の仕方の修正などに、グループ形式で取り組みます。

個人で行う行動療法では、自分が不安や恐怖を感じる場面を自分で設定し、自分の体力や精神力に合ったレベルの行動を実践します。自分のペースで行うことができるというのは大きなメリットですが、うまくできなかったときなどは、自分を責めてしまうため、挫折もしやすいものです。

集団行動療法は、個人で行うよりも挫折するケースが少ないといいます。一緒に行動する仲間がいることで、不安がやわらぎ、目標を達成しやすくなるのです。

不安障害を抱える患者さんは、「こんなことで悩んでいるのは自分だけだ」という孤独感を感じています。しかし、集団行動療法では、同じような悩みを抱える患者さんが一緒に行動します。悩みや目標を共有できるので、励まし合いながら、治療に前向きに取り組むことができます。

また、他のメンバーの成功体験から学べることも多々あります。「私はこのようにして不安や恐怖を克服した」などといった体験談は、これまで行動療法がうまくいかなかった人にとって、大きな励みにもなるでしょう。広場恐怖症などで引きこもりがちだった人は、集団行動療法によって、人間関係を広げることもできます。

集団行動療法では、同じようなレベルの人たちでグループをつくり、互いに助け合いながら行動します。助けられることもあれば、他のメンバーを助けることもあります。これまでサポートを受けるばかりだった人は、「こんな自分でも人の役に立つことができるのだ」という喜びが得られ、大きな自信につながります。

互いに助け合う集団行動療法

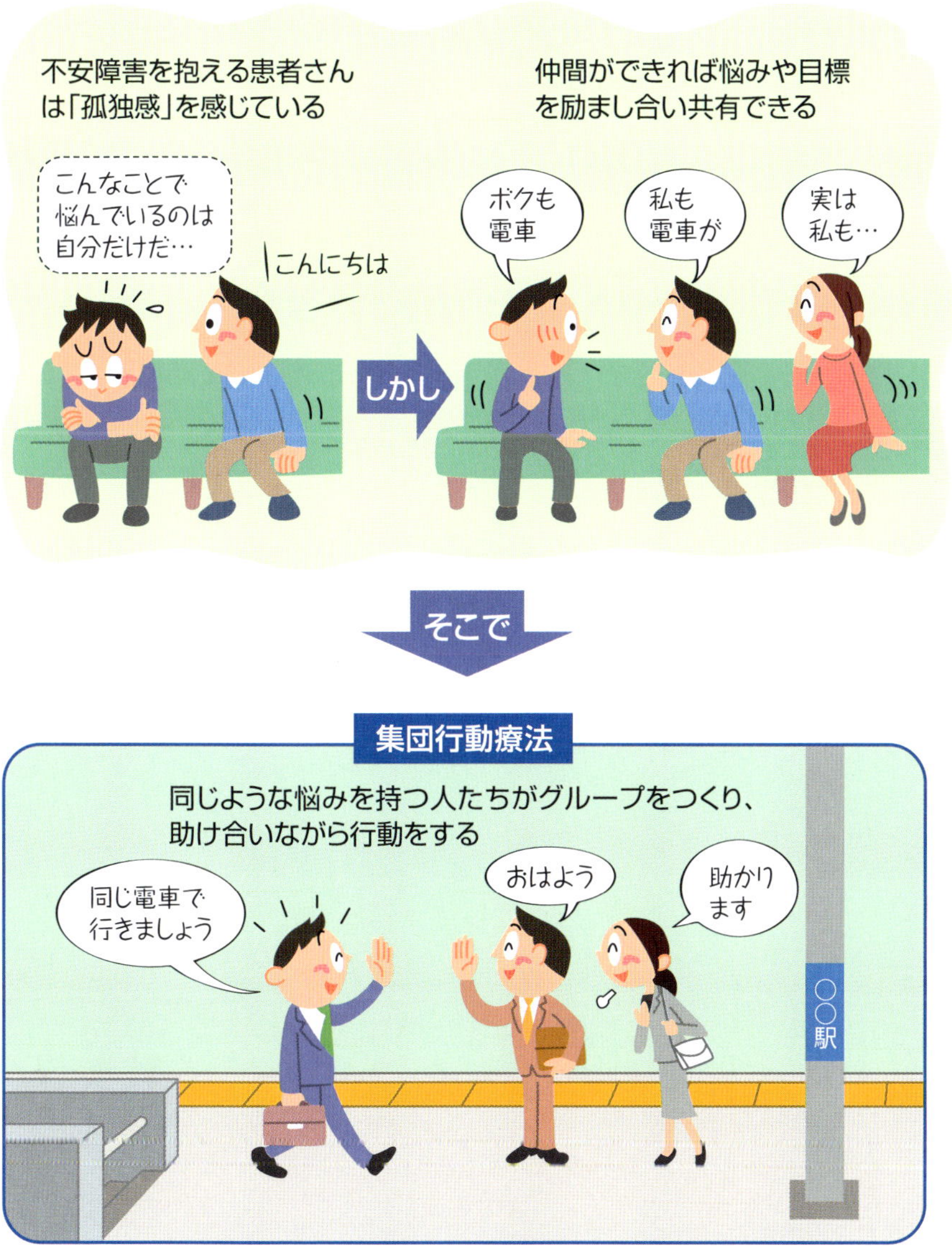
不安障害を抱える患者さんは「孤独感」を感じている
こんなことで悩んでいるのは自分だけだ…
こんにちは
しかし
仲間ができれば悩みや目標を励まし合い共有できる
ボクも電車
私も電車が
実は私も…
そこで
集団行動療法
同じような悩みを持つ人たちがグループをつくり、助け合いながら行動をする
同じ電車で行きましょう
おはよう
助かります
○○駅

心身をリラックスさせる自律訓練法

「自律訓練法」とは、自己暗示により、意識的に心身がリラックスした状態をつくり、自律神経のバランスを回復させる最も基本的な療法です。不安障害そのものを治すことを目的としたものではありませんが、うつ病や不安障害の不安や緊張をやわらげることができるので、多くの精神科や心療内科が取り入れています。

自律訓練法を始めるときは、ベルトや腕時計など、体を締めつけているものを外し、ゆったりとした気持ちで行います。訓練は「基礎公式」、「6つの公式」と呼ばれる暗示からなり、最後は「消去動作」によって自己暗示を解きます（次頁参照）。自分で行うこともできますが、最初は医師や臨床心理士などの専門家に、正しいやり方を指導してもらうようにしてください。

自律訓練法のポイントは、体の力を抜いて筋肉を緩めることと、「腹式呼吸」を行うことです。筋肉を緩めることで全身の血流が促され、心身の緊張がほぐれます。また、腹式呼吸を行うことによって、精神が安定しているときの脳波である「α《アルファ》波」が増えるため、心身がリラックスした状態になるのです。

結果、自律訓練法には、以下のような効果が期待されます。

- 疲労の回復
- 穏やかな気持ちになる
- コントロール力がアップする
- 集中力がアップする
- 身体的な痛みや精神的な苦痛の緩和
- 精神力がアップする

不安障害では、曝露療法で行動する前に自律訓練法を行うことがすすめられています。自律訓練法によってリラックスした状態をつくってから行動すると、不安になりにくく、不安や恐怖に襲われたときも落ち着いて対処することができます。

自律訓練法の行い方

準 備　ベルトや腕時計、ネックレス、メガネなど、体を締めつけるものは外し、暗く、静かな部屋で行う。背もたれのある椅子にゆったりと座るか、あおむけに寝て行う。目は軽く閉じ、呼吸は腹式呼吸をする

基礎公式　「気持ちがとても落ち着いている」と、心の中でゆっくりくり返す

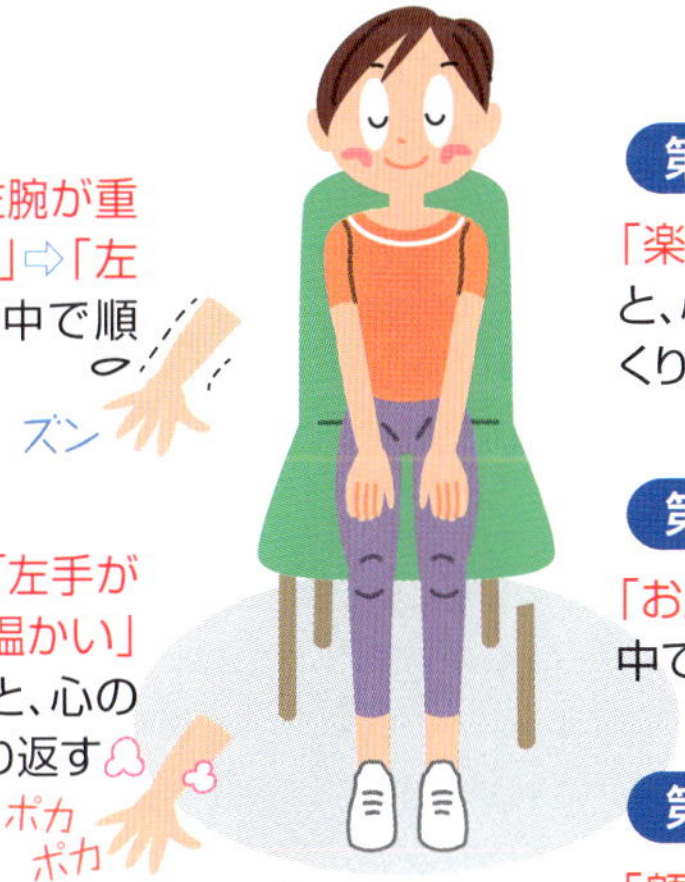

第1公式
「右腕が重い」⇨「左腕が重い」⇨「右脚が重い」⇨「左脚が重い」と、心の中で順にゆっくりくり返す

第2公式
「右手が温かい」⇨「左手が温かい」⇨「右脚が温かい」⇨「左脚が温かい」と、心の中で順にゆっくりくり返す

第3公式
「心臓が静かに打っている」と、心の中でゆっくりくり返す

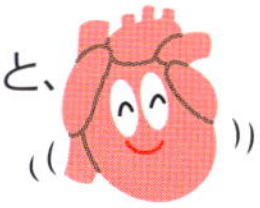

第4公式
「楽に呼吸している」と、心の中でゆっくりくり返す

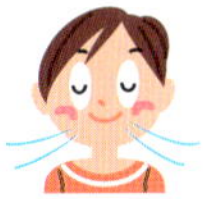

第5公式
「お腹が温かい」と、心の中でゆっくりくり返す

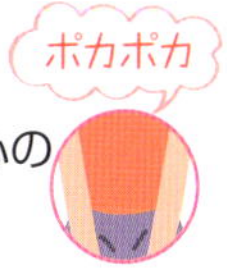

第6公式
「額が心地よく涼しい」と、心の中でゆっくりくり返す

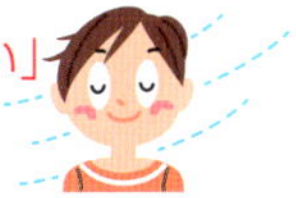

消去動作

訓練を終えたら、自己暗示を解くために、以下の動作を行う。

⇨5〜6回、両手を握ったり開いたりし、2〜3回、両肘を曲げたり伸ばしたりする。そして、大きく背伸びをし、目を開ける

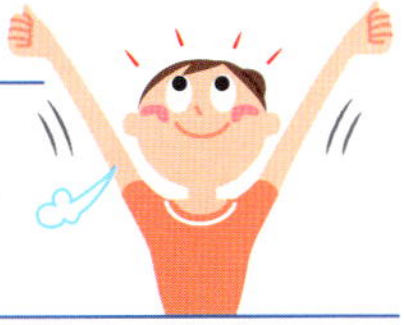

※消去動作をせずに、いきなり立ち上がると、ふらついたり転倒したりすることがあるので、必ず消去動作を行うこと

腹式呼吸とは?　**横隔膜を上下させる呼吸法**　ゆっくり規則的に呼吸することで気持ちを落ち着かせる

1. 口を軽く閉じ、お腹を膨らませながら、鼻からゆっくり息を吸い込む
2. 十分に息を吸ったら、口先をすぼめ、頬を空気でふくらませるようにして、お腹をへこませながら、吸うときよりもゆっくりと息を吐き出す
3. 1〜2をくり返す。1セット5〜10呼吸くらいが目安

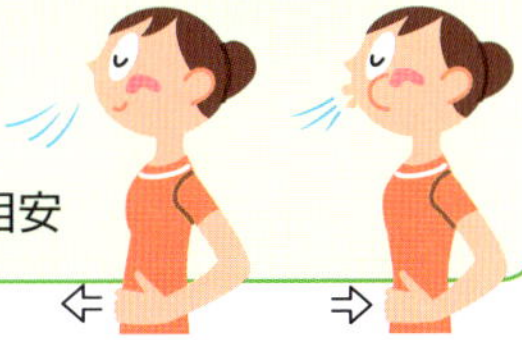

周囲の人のサポートも治療には必要

患者の努力だけでなく、周囲の人の助けも

不安障害の治療の主役は、患者さん本人であることは言うまでもありません。とくに精神療法には、本人の努力と根気が必要です。しかし、患者さんがいくら病気を治そうと努力しても、家族や周囲の人の理解がなければ、治療はうまく進みません。

薬物療法や認知行動療法を頑張っている患者さんに、「そんなに弱くてどうするのだ」「しっかりしなさい」などと、心無い言葉をかけてしまう。これは、患者さんの家族が犯してしまいがちな過ちです。

もちろん、家族は患者さんに早くよくなって欲しい、早く元気になって欲しいという思いがあるからこそ、叱咤激励するのですが、不安障害の患者さんにとって、パニック発作や不安症状を「弱さ」だと決めつけられるのは、最もつらいことです。このような言葉に傷つき、「死にたい」と考えてしまう患者さんもいるのです。

パニック発作や不安症状は、人間性の弱さや甘さが引き起こすものではありません。不安障害という病気の症状なのです。家族や周囲の人は、そのことを正しく理解しておく必要があります。

不安障害は、家族の対応の仕方によって、経過が大きく左右される病気です。家族や周囲の人の理解があると、患者さんは安心して治療に取り組むことができます。「焦らなくてよいから」「きっとよくなるから」と、温かい言葉をかけてあげてください。

そして、患者さんが困ったときは、いつでも手をさしのべられるよう常に見守る姿勢が大切です。

最終章では、日常生活で患者さん自身が気をつけたいことと、家族や周囲の人の対応の仕方について、くわしくみていきましょう。

患者さんを励ます言葉使いに注意する

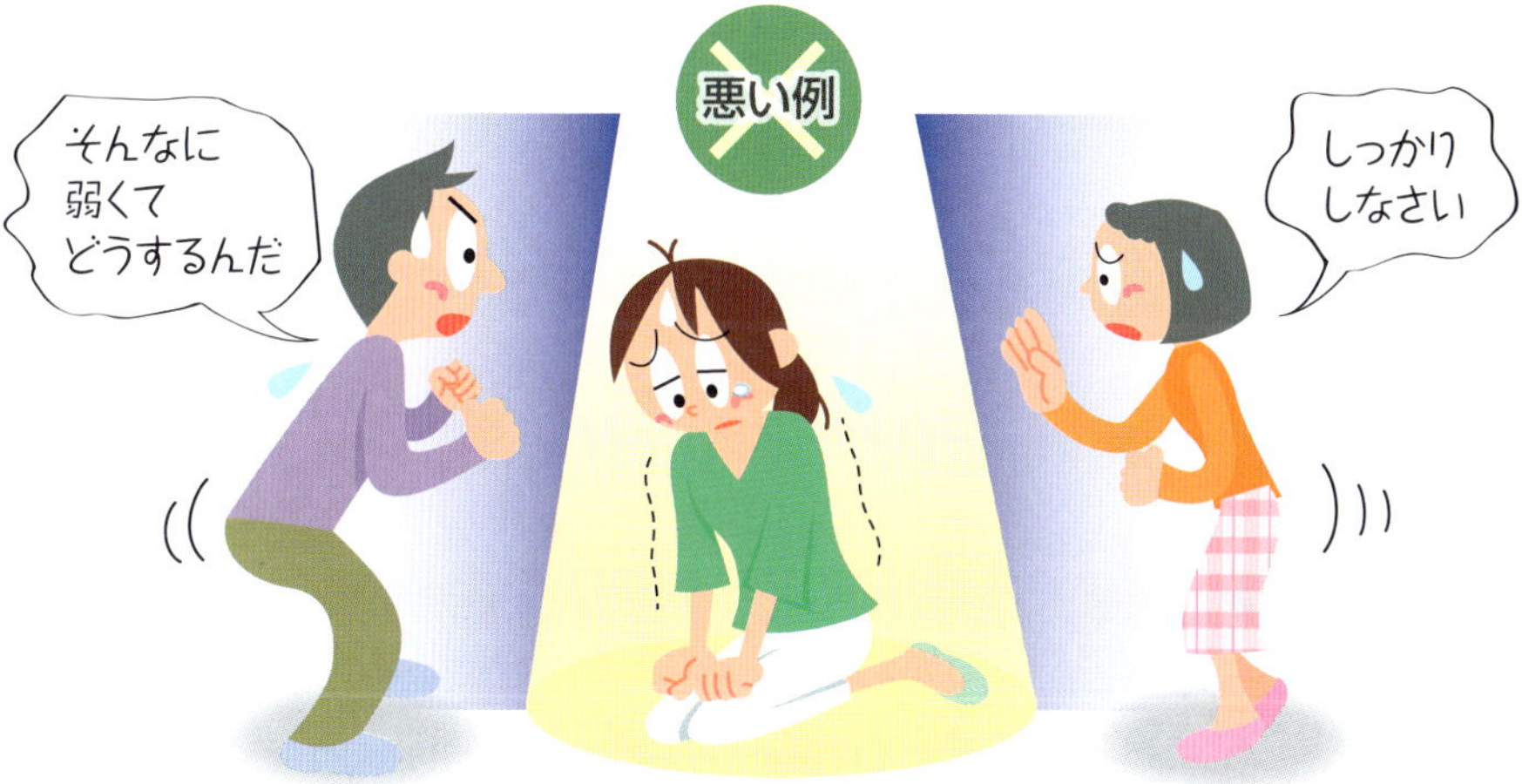

など、心無い言葉をかける

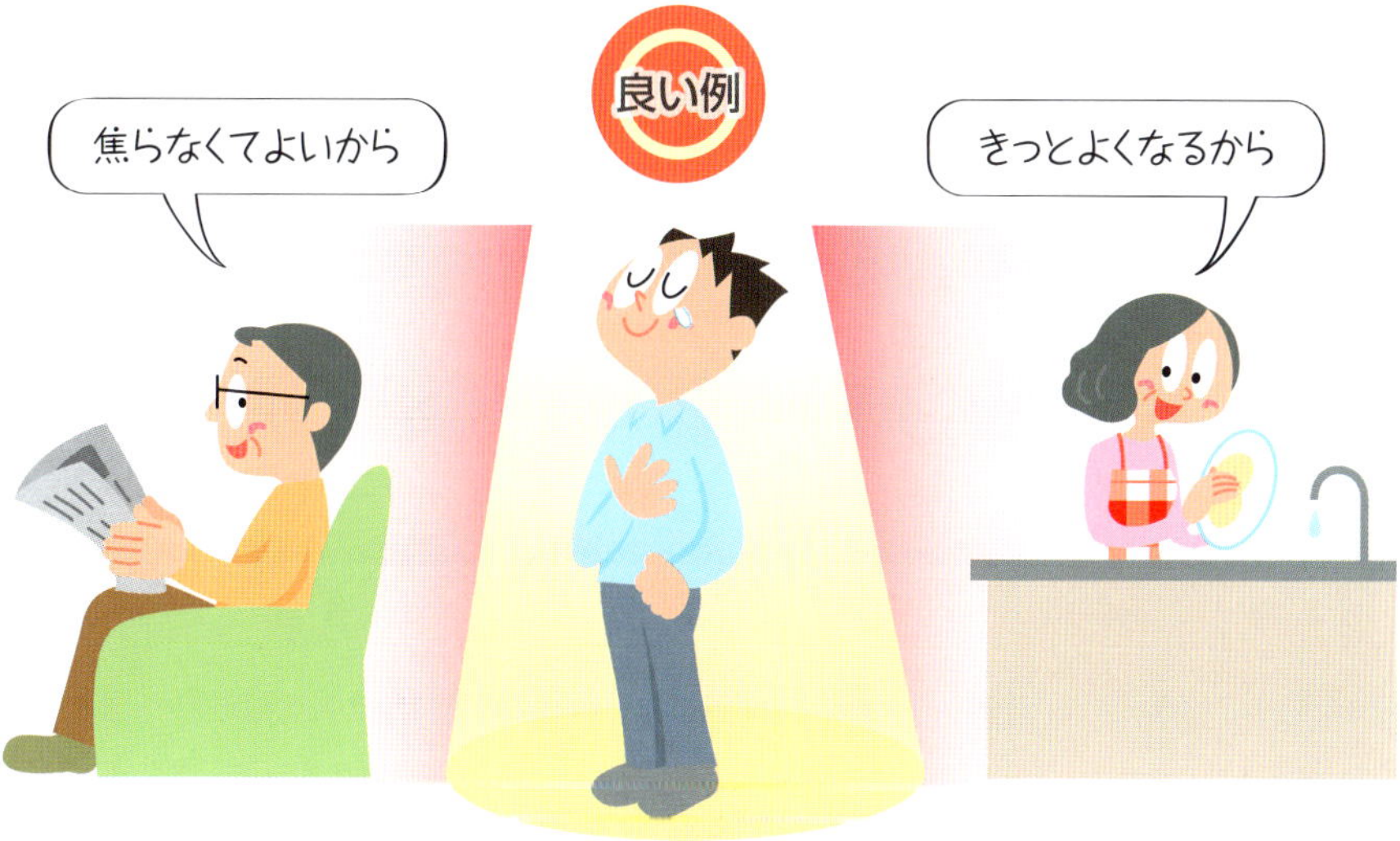

など、温かい言葉をかける

患者さんを常に見守る姿勢が大切

column

三環系抗うつ薬

「三環系抗うつ薬」は、抗うつ薬のなかでも最も古いタイプの薬です。化学構造中に環状構造が3つあることから、その名で呼ばれています。

最初の三環系抗うつ薬は、1950年代に開発された「イミプラミン（商品名：トフラニールなど）」です。イミプラミンは、当時は統合失調症の治療薬として開発されたのですが、実際は統合失調症には効果がなく、うつ病に効果があることがわかり、抗うつ薬として発売されることになったのです。

その後、イミプラミンをヒントに、同じ化学構造を持つ薬が次々と誕生しました。現在、日本で使用できる三環系抗うつ薬は、イミプラミンをはじめ、「アミトリプチリン（商品名：トリプタノール）」、「クロミプラミン（商品名：アナフラニール）」など全部で8種類あります。

三環系抗うつ薬は、神経伝達物質であるセロトニンとノルアドレナリンの再取り込みを強力に阻害することで、抗うつ作用を発揮します。ただ、三環系抗うつ薬はそれ以外の神経伝達物質にも作用してしまうため、口渇や便秘、眠気、立ちくらみなどの副作用が強く、時に不整脈や心停止といった危険な副作用が現れることが問題でした。

これらの副作用の問題を解消するために、セロトニンやノルアドレナリン以外の神経伝達物質には作用しない薬の開発が進められ、実現したのが「ＳＳＲＩ（選択的セロトニン再取り込み阻害薬）」や「ＳＮＲＩ（セロトニン・ノルアドレナリン再取り込み阻害薬）」です。

副作用の少ないＳＳＲＩやＳＮＲＩの登場で、三環系抗うつ薬の出番はめっきり少なくなりましたが、現在もＳＳＲＩやＳＮＲＩが効かない場合の第二選択薬として、あるいは症状が強い場合は効果の強い三環系抗うつ薬を第一選択薬として用いることがあります。

第５章

不安を克服して、生き生きとした生活を

不安障害を克服するためには、患者さん自身が日常生活を見直し、改善することも重要です。同時に、患者さんが安心して療養生活を送ることができるよう、家族にも病気への正しい知識と理解が求められます。

より早く回復を目指す生活上の工夫

生活のリズムを整える

不安障害の人は、強い不安や緊張から夜なかなか寝つくことができず、昼夜逆転の生活になりがちです。また、広場恐怖などがあると、家に閉じこもりがちになり、生活にメリハリがなくなります。しかし、回復のためには、生活のリズムを整えることが何よりも大切です。

通常、人は夜になると眠りにつき、朝が来ると目覚めます。この自然な生活リズムを「日内リズム」といい、日内リズムは脳の視床下部《ししょうかぶ》にある「体内時計」がコントロールしています。体内時計は自律神経と連動しているため、体内時計の乱れは自律神経の乱れを引き起こし、不安障害やうつ病の回復を妨げるのです。

ただ、人の体の体内時計は、もともと約25時間周期にセットされています。しかし、実際は1日24時間周期なので、1時間のズレが生じます。そこで、このズレを調整して体内時計をリセットするのが、「朝の光」と「朝食」です。朝起きて朝日を浴び、朝食をしっかりとることで自然に体内時計がリセットされ、1日24時間のリズムに合わせてくれるようになっています。

昼夜逆転の生活になっている人は、夜早く寝ることを意識するよりも、まずは「朝、早く起きる」ことを意識してみるとよいでしょう。朝日を浴びることで、体内時計がリセットされた状態で1日のスタートを切ることができます。

また、体内時計は、日中の生活行動によっても微調整されます。1日3食を規則正しくとるとともに、日中はできるだけ外へ出て、人と会ったり、適度な運動をして体を動かすことが重要です。

健康な生活リズムを取り戻そう！

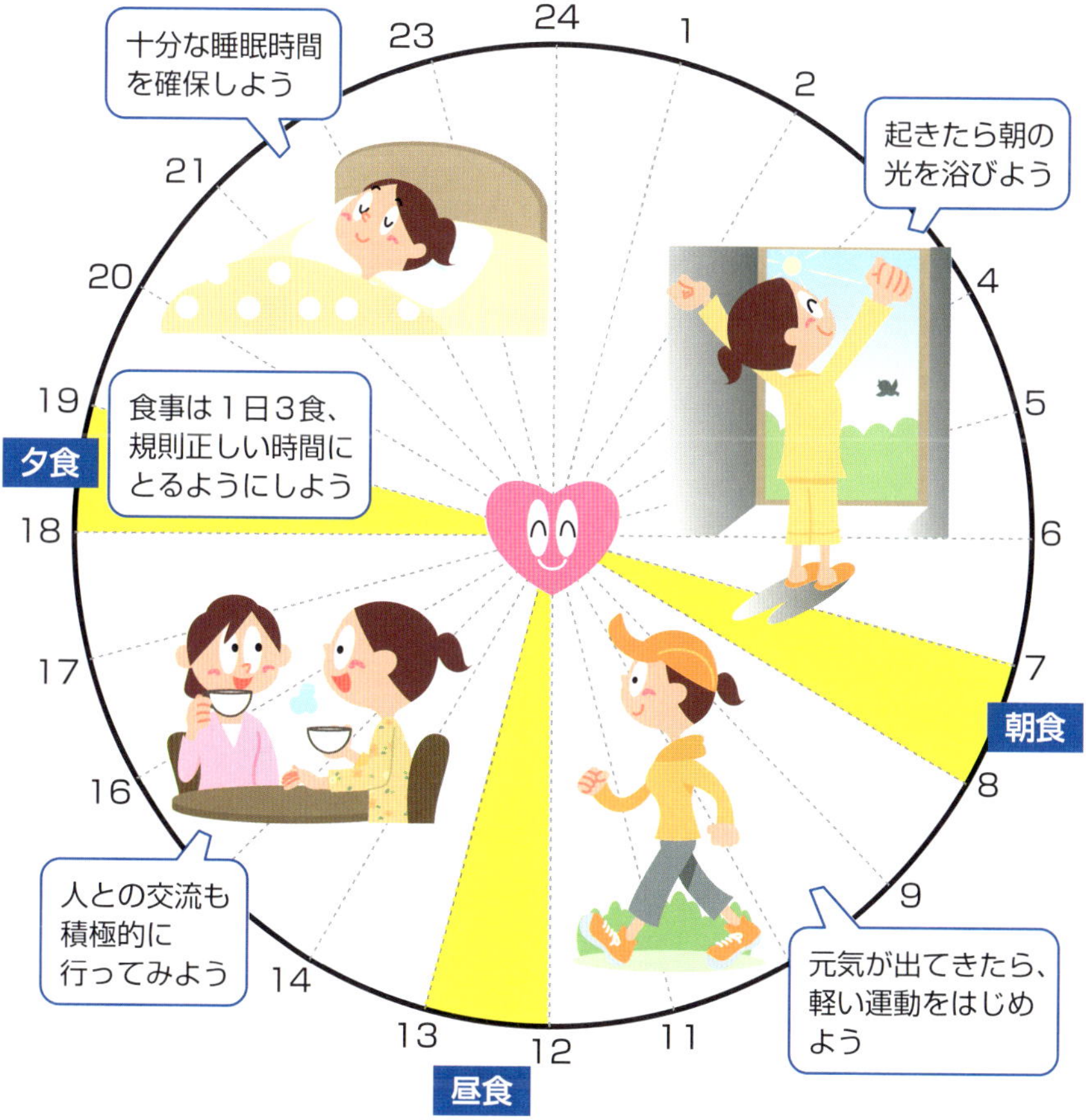

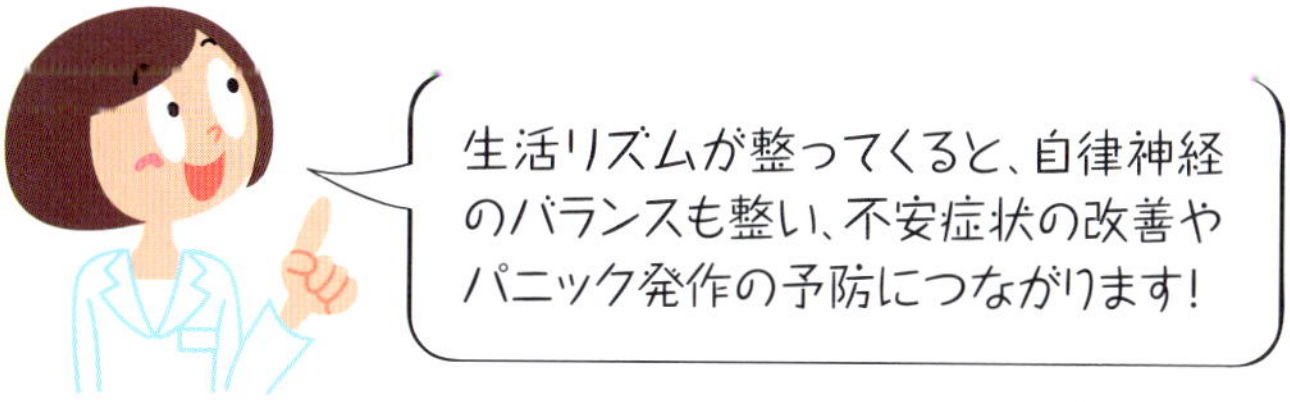

バランスのとれた食生活を心がける

食生活では、栄養バランスのとれた食事を1日3食、規則正しくとることが基本となります。

バランスのよい食事とは、糖質・脂質・たんぱく質の三大栄養素と、ビタミン・ミネラル・食物繊維を過不足なく、バランスよくとることのできる食事をいいます。1つ1つの栄養素を意識してとろうとするのは難しいものですが、ごはんやパンなどの「主食（糖質）」、肉や魚、卵、大豆製品などが中心の「主菜（たんぱく質・脂質・ビタミン）」、野菜やキノコ、豆類、海藻類などが中心の「副菜（ビタミン・ミネラル・食物繊維）」を揃えるようにすると、自然とバランスのとれた食事になります。

次に不安障害の人は、生活リズムの乱れから、食事の時間や回数が不規則になりがちです。さらに、不安を紛らわすために、いつも何か口にしていないと落ち着かず、1日中だらだらと食べ続けてしまうというケースもみられます。

食生活のリズムを取り戻すためには、朝食・昼食・夕食の時間を決めて、決めた時間に食事をするとともに、決めた時間以外は食べないようにすることが大切です。

一方で、パニック障害にうつ病を併発すると、甘いものを過剰に欲するようになることがあります。これは、糖分には不安や抑うつ症状をやわらげる作用があるためだと考えられていますが、その作用はあくまでも一時的なものに過ぎません。それよりも、過食による肥満が自己嫌悪に陥らせ、さらなる不安や気分の落ち込みを招くことの方が問題です。

甘いお菓子をたえず食べ続けている人、週に3日以上、明らかに食べ過ぎている日がある人、ここ3ヵ月で、健康時よりも体重が5kg以上増えている人は、食生活を見直す必要があります。次頁に挙げる改善ポイントを参考に、できることから見直してみましょう。

食生活を改善するポイント

栄養バランスのとれた食事を過不足なくとる

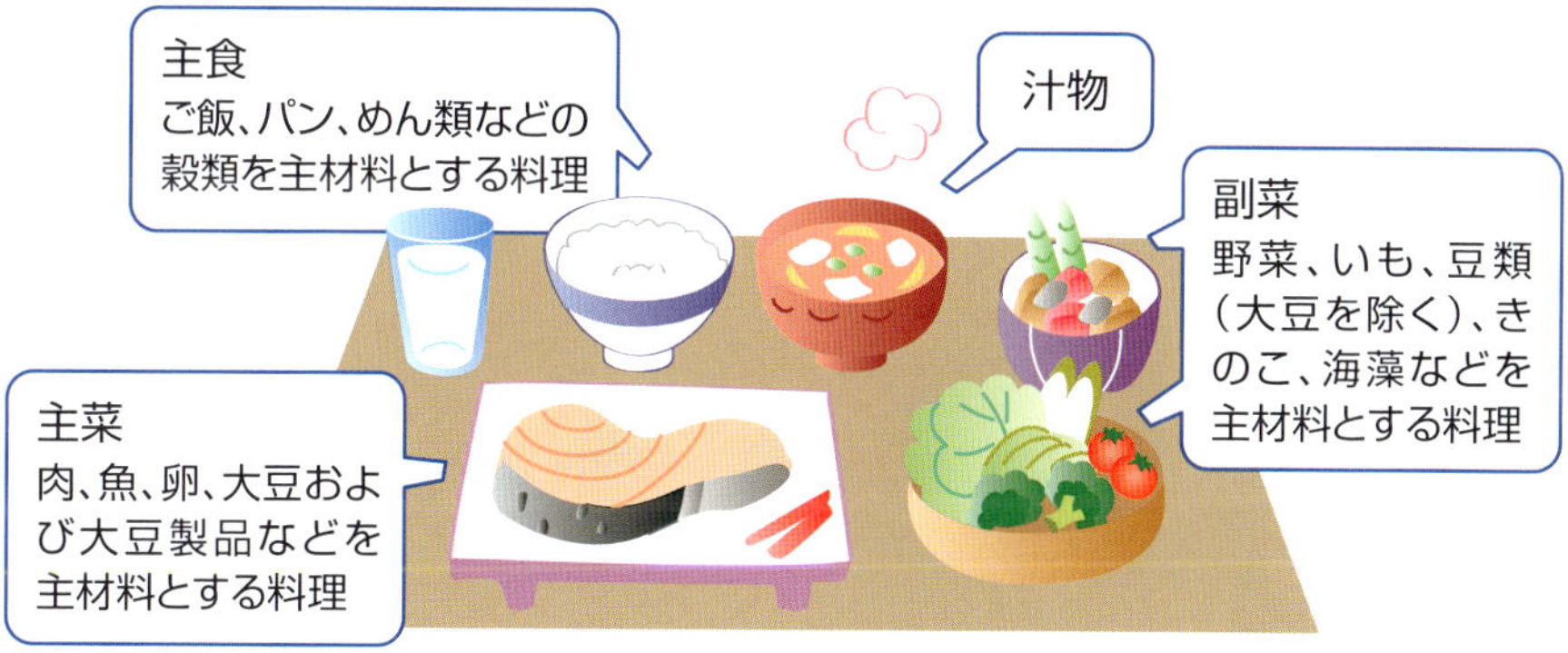
主食
ご飯、パン、めん類などの穀類を主材料とする料理
汁物
副菜
野菜、いも、豆類（大豆を除く）、きのこ、海藻などを主材料とする料理
主菜
肉、魚、卵、大豆および大豆製品などを主材料とする料理

食事の時間を決める

生活リズムの乱れや食欲不振から食事を抜いたり、だらだらと食べ続けることがないよう、1日3食の時間を決めて、決めた時間以外は、ものを食べないようにする

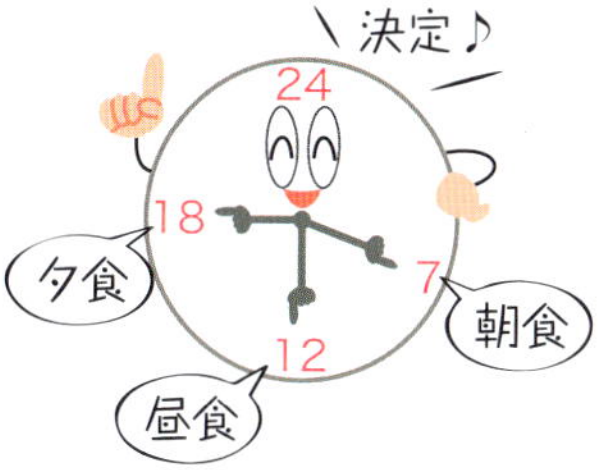

朝食を起点に1日のリズムをつくる

朝食には、体内時計をリセットする働きがある。毎朝、決まった時間に朝食をとる習慣をつけ、朝食を起点に1日のリズムをつくる

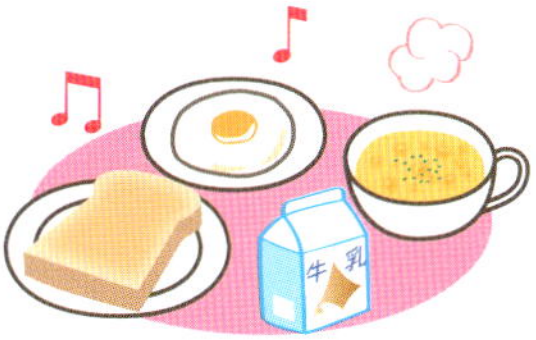

甘いものを買いだめしない

すぐに食べられるお菓子とか手元にあると、ついつい食べ過ぎてしまうもの。甘いものは買いだめしないようにする

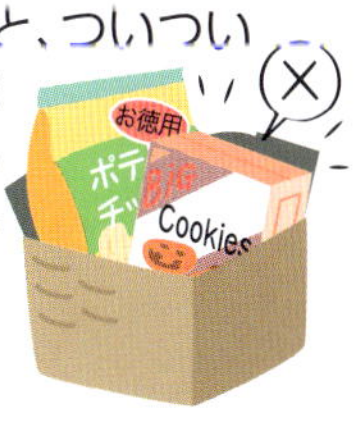

自分の標準体重（kg）と適正食事量（kcal）を知っておこう！

標準体重(kg)＝身長(m)×身長(m)×22

1日の適正食事量(kcal)＝
標準体重(kg)×25～35kcal*

＊肥満の人、事務職などの場合は25kcal、普通の労働の場合は30kcal、重労働の場合は35kcalで計算

アルコールやタバコ、コーヒーは避ける

アルコールやタバコなどの嗜好品のなかには、病状を悪化させるものがあるので注意が必要です。

アルコールには不安をやわらげる作用があるため、不安を紛らわすためにお酒を飲むという人は少なくありません。たしかにお酒を飲むと、落ち込んでいた気分が高揚したり、気が大きくなったりします。しかし、その効果は長続きせず、アルコールの作用が切れたあとには大きな反動が来ます。高揚していた気分が、一気にズドンと落とされるのです。そのため、さらなる不安をかき消そうと、昼間や朝から飲むことが増えてきます。

こうして毎日お酒を飲んでいると、同じ量では効果が得られなくなってきます。飲む量も飲んでいる時間もどんどん増え、アルコール依存が進んでしまうのです。不安を紛らわすために飲むという飲み方は、すぐにでもやめるようにしましょう。

タバコに含まれるニコチンにも抗不安作用があり、不安障害の人には喫煙者が多いといいます。しかし、ニコチンの抗不安作用はアルコールと同様、一時的なもので、作用が切れるとさらなる不安が襲ってきます。とくにヘビースモーカーは、パニック障害の発症率や広場恐怖症の併発率が高いという報告もあります。喫煙者は、禁煙を実行すべきです。

もう1つ、不安障害の人が気をつけたいのが、コーヒーなどに含まれる「カフェイン」です。カフェインには興奮・覚醒作用があり、不安症状やパニック発作を誘発するとされています。とくにパニック障害の患者さんはカフェインに敏感に反応し、体質にもよりますが、たった1杯のコーヒーで発作を起こすこともあるといいます。

カフェインはコーヒーだけでなく、紅茶や緑茶、ドリンク剤などにも含まれています。カフェインの過剰摂取には、くれぐれも注意するようにしてください。

嗜好品には要注意！！

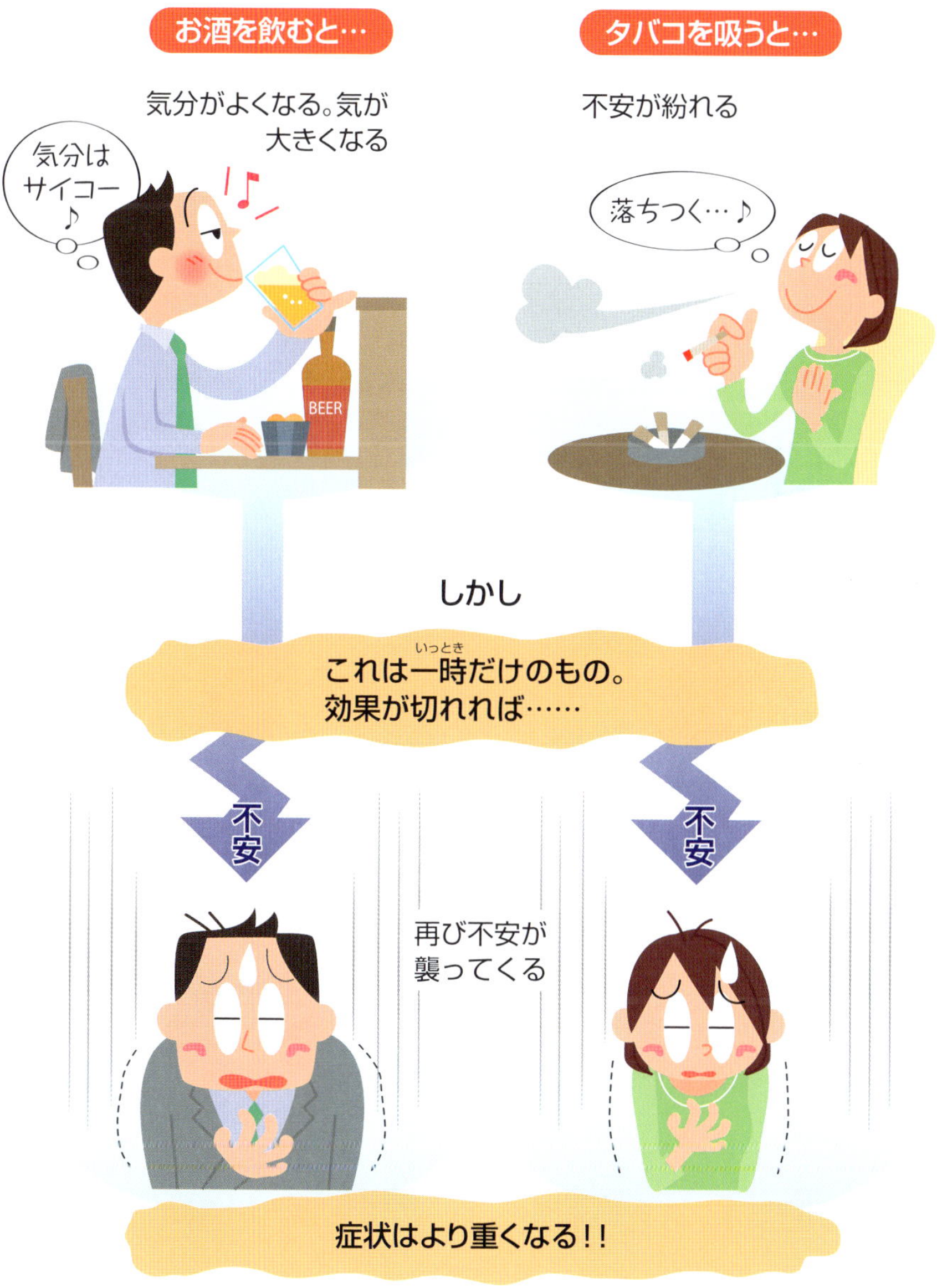
お酒を飲むと…
気分がよくなる。気が大きくなる
気分はサイコー♪
BEER
タバコを吸うと…
不安が紛れる
落ちつく…♪
しかし
これは一時《いっとき》だけのもの。
効果が切れれば……
不安
不安
再び不安が襲ってくる
症状はより重くなる！！

運動は回復の近道

不安障害の人は、とくに回避行動や広場恐怖があると行動範囲が狭くなり、体を動かす機会も少なくなります。また、パニック発作を経験していると、発作時のような激しい動悸や呼吸困難が起こることを恐れ、運動を避ける傾向があります。

しかし、適度な運動には、精神を安定させる神経伝達物質であるセロトニンの分泌を促す作用があり、不安障害やうつ病の改善に役立つとされています。家に閉じこもってじっとしているよりも、外へ出て、積極的に体を動かす方が回復を早めるということです。

では、不安障害の人に向いている運動には、どんなものがあるのでしょうか?

運動には、大きく分けて「有酸素運動」と「無酸素運動」の2種類があり、有酸素運動とは、酸素をたくさん取り込みながら、ある程度継続して行う運動をいいます。一方、無酸素運動とは、短距離走や重量挙げなどのように、瞬発力を必要とする運動をいいます。

不安障害の人に向いているのは有酸素運動です。なかでもウォーキング、水泳、サイクリング、トレッキング、ラジオ体操など、自分のペースで行うことのできる種目がおすすめです。ジョギングやテニスなども、負担にならない程度であればよいでしょう。いずれにせよ、自分で運動強度をコントロールできるものを選ぶことが大切です。

運動強度は、苦しいと感じない程度の強度がすすめられます。ウォーキングならば、笑顔で会話をしながら歩けるスピードが目安です。このくらいの運動を1回20~30分、週3回程度行うことが望ましいとされています。

ただし、体調が悪いときや疲れているときに、無理に運動するのは逆効果です。あくまでも自分の体調に合わせて、運動するようにしましょう。

適度な運動を習慣として行おう！

おすすめは有酸素運動

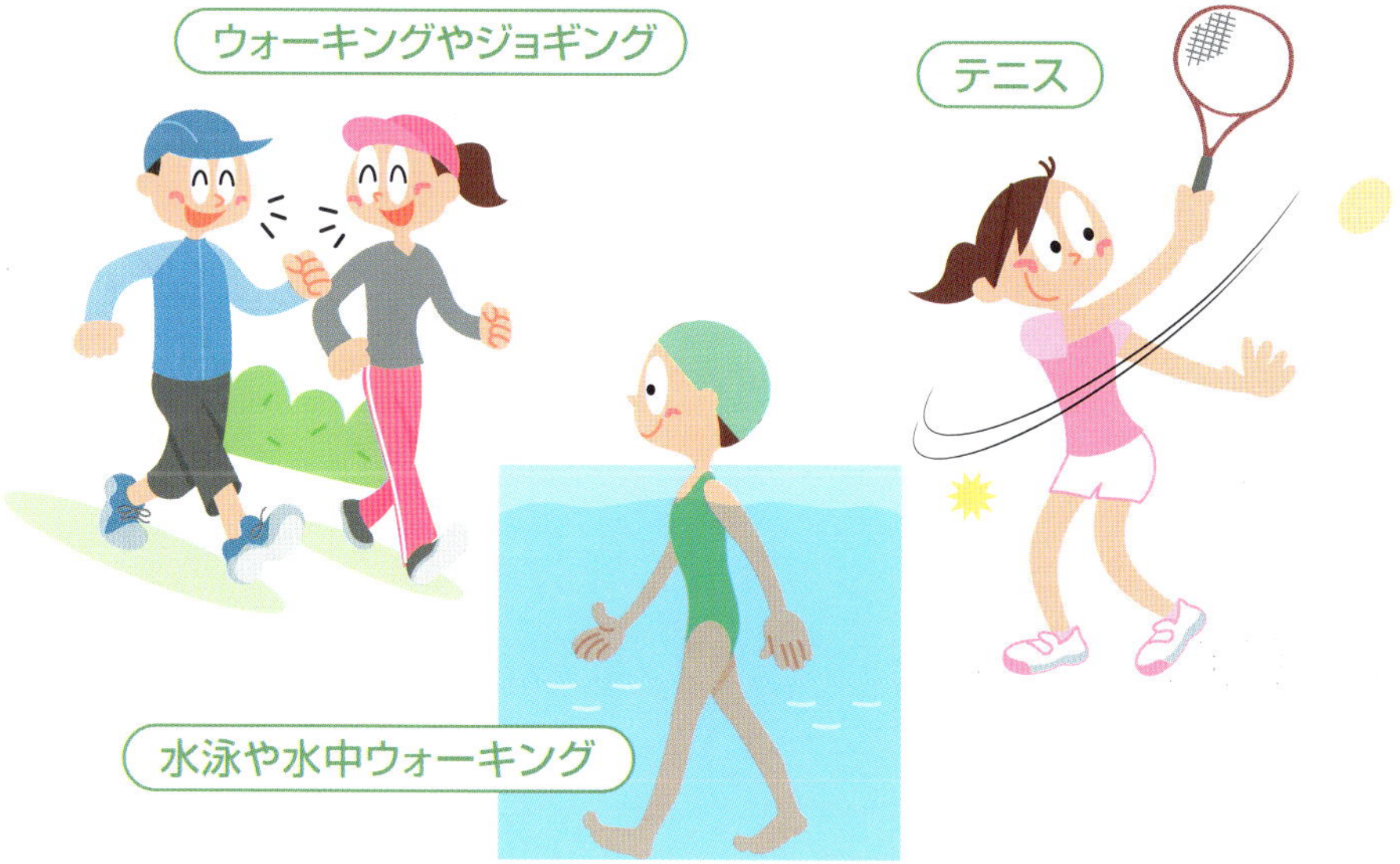
ウォーキングやジョギング
テニス
水泳や水中ウォーキング

その他、トレッキング、サイクリングなど。
ゼェゼェと息が切れるようなハードな運動ではなく、笑顔で会話ができる程度の軽めの運動を

1回20～30分程度の運動を週3回くらい行おう！

注意

こんなときは運動を控えよう

- 体調が悪いとき
- 疲れがたまっているとき
- パニック発作が頻発しているとき（急性期）

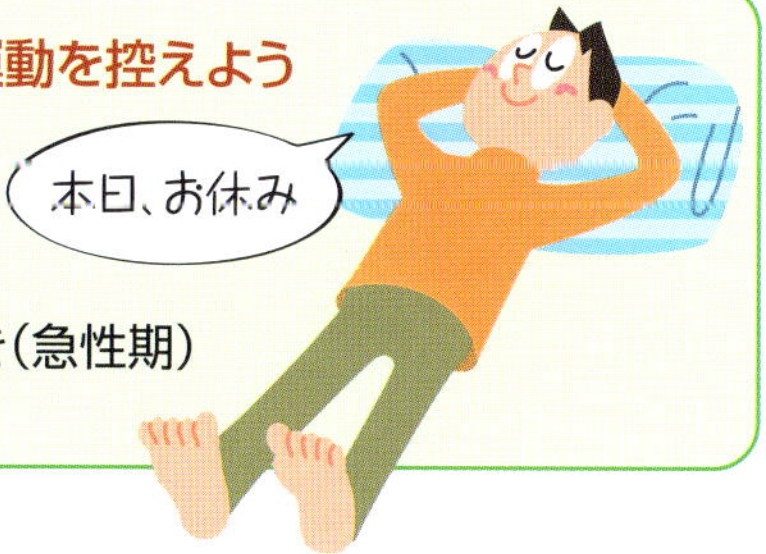
本日、お休み

心身をリラックスさせる「マインドフルネス瞑想」

「マインドフルネス」とは、今、ここにある現実と自分の意識に集中することで、心の安定を目指すことをいいます。不安障害やうつ病の改善にも高い効果を発揮するとして、近年、注目されています。

そもそも不安や恐怖は、今後どうなるかわからない、不確かなものに対して湧き上がる感情です。過去の失敗やつらい経験から、未来に対してネガティブな予測をしてしまうがために、不安や恐怖が生じるのです。

マインドフルネスの考え方では、過去を悔やんだり、未来を思い悩んだりするのではなく、〝今〟に集中します。〝今〟を大切に生きることで、ストレスをなくし、不安をやわらげることを目指すのです。

マインドフルネスを実践する方法はいくつかありますが、ここでは「マインドフルネス瞑想」という方法を紹介しましょう。ちなみに、瞑想とは、心を静かにして、何かに心を集中させることをいいます。

マインドフルネス瞑想では、腹式呼吸（123頁）をしながら、今の自分の体の状態や心のありようを静かに、じっくり感じ取るよう意識を集中させます。色々な感情や考えが浮かんでくるかもしれませんが、それらを深く掘り下げるようなことはしません。また、「正しい、正しくない」「すべき、すべきでない」などといった評価はせず、あるがままに感じ、受け入れます。例えば、寒いなら、「寒い」とだけ感じるようにします。「何か、はおればよかった」などの判断はしません。不安を感じても、その原因は追求せず、「今、不安を感じている」と、現実だけを受け止めるようにします。

瞑想する時間は、10分程度でかまいません。ただし、できれば毎日、朝晩に10分間ずつ行うのが理想です。大切なのは継続することで、長く続けることによって、不安を感じにくくなり、考え方も前向きになります。

マインドフルネス瞑想を実践してみよう！

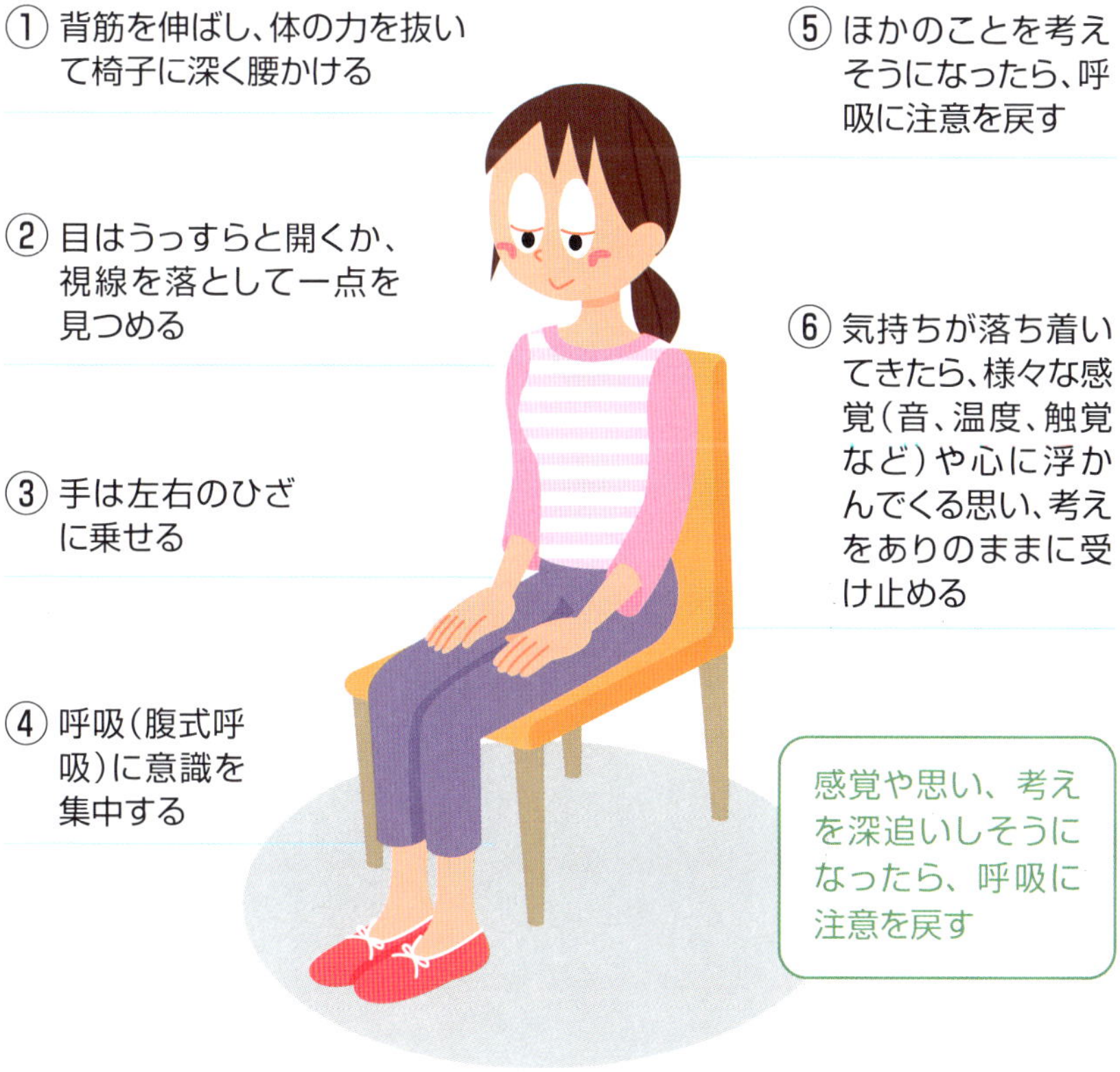
① 背筋を伸ばし、体の力を抜いて椅子に深く腰かける
② 目はうっすらと開くか、視線を落として一点を見つめる
③ 手は左右のひざに乗せる
④ 呼吸（腹式呼吸）に意識を集中する
⑤ ほかのことを考えそうになったら、呼吸に注意を戻す
⑥ 気持ちが落ち着いてきたら、様々な感覚（音、温度、触覚など）や心に浮かんでくる思い、考えをありのままに受け止める
感覚や思い、考えを深追いしそうになったら、呼吸に注意を戻す

時間は10分程度。朝晩10分間ずつ行うのが理想的

パニック発作に対処するには

あわてずに対応することが肝心

パニック発作は、パニック障害の中心症状ですが、心的外傷後ストレス障害（PTSD）などでも起こることがあります。これまで何でもなかった人に突然起こるため、本人はもちろん、周囲の人もあわててしまいがちですが、落ち着いて対処することが大切です。

まず、発作が起きると、多くの人は呼吸が苦しくなります。息を吸っても空気が入ってこない感じがするため、本人はまさにパニックに陥ります。しかし、ここであわてると、かえって症状が激しくなり、過呼吸となってますます呼吸が苦しくなります。パニック発作で死ぬことはありませんし、発作は必ず治まりますから、まずは落ち着いて楽な姿勢をとりましょう。

発作が起きているときは、酸素を取り込もうとして胸式呼吸になりやすいのですが、胸式呼吸では呼吸が浅くなり、さらに過呼吸が激しくなります。そこで、横になれるような場所があれば、うつ伏せになり、ひじを曲げて両腕に顔をうずめるようにします。外出先などで横になれないときは、椅子に座った状態で、前かがみになり、頭を抱えて両ひざの間に顔をうずめるとよいでしょう。この姿勢をとることで、呼吸が自然と腹式呼吸になります。

このとき、息を吸うことよりも、吐くことを意識して、ゆっくり深く呼吸します。息を吐くときは、できるだけ長く吐き、吐き切るようにすると、自然に息を吸うことができ、呼吸が楽になります。

家族や周囲の人も、あわてたり騒いだりせず、楽な姿勢をとれるよう誘導し、「大丈夫だから」と声をかけてあげましょう。

パニック発作が起きたときの対処法

1 楽な姿勢をとる

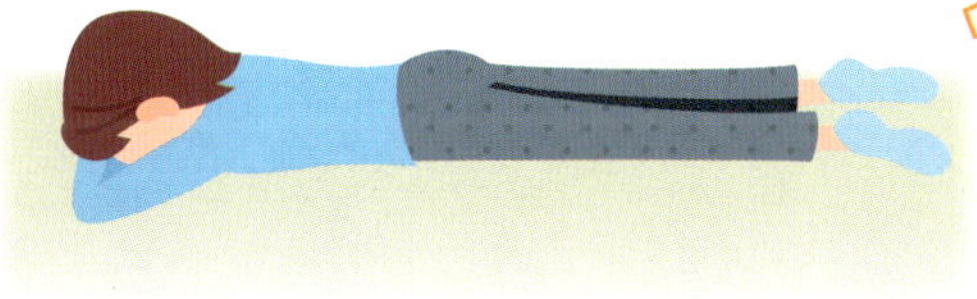

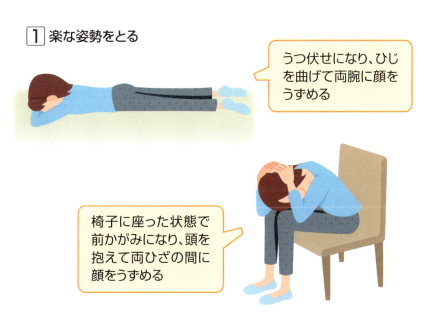

うつ伏せになり、ひじを曲げて両腕に顔をうずめる

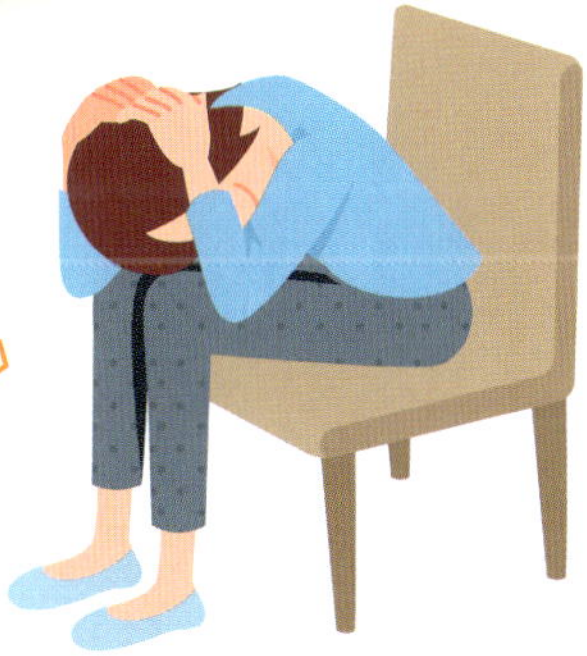

椅子に座った状態で前かがみになり、頭を抱えて両ひざの間に顔をうずめる

2 深く、ゆっくり呼吸する

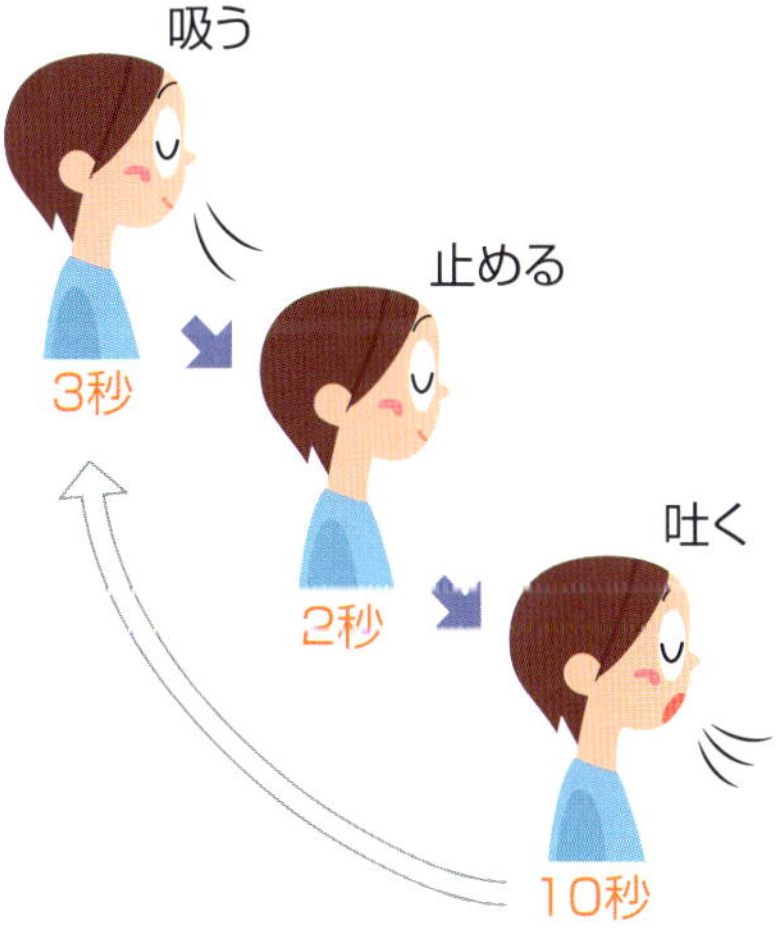
吸う
3秒
止める
2秒
吐く
10秒

3 周囲の人は患者さんを安心させてあげる

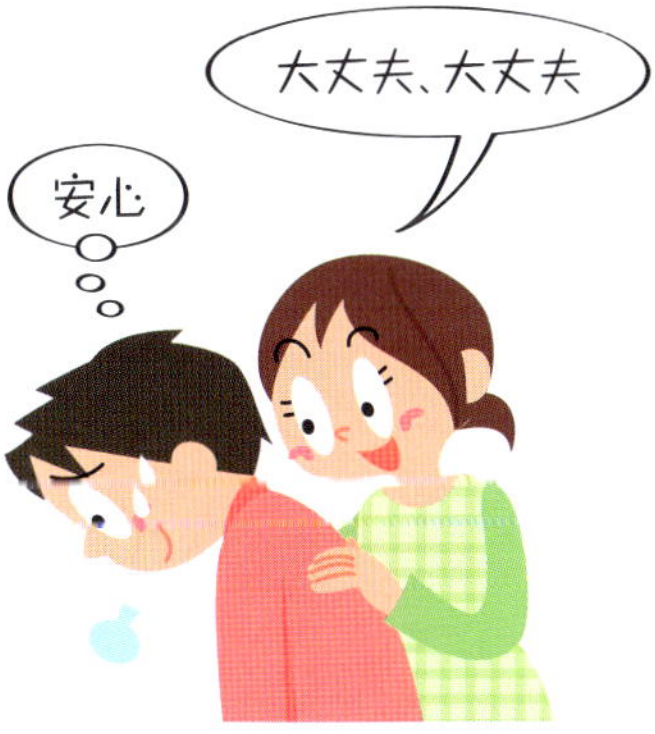
大丈夫、大丈夫
安心

病気に立ち向かうのは自分だけじゃない

不安を抱え込まず、周囲の人の助けを求める

不安障害やパニック障害を抱えている人は、病気の症状がつらいのはもちろんですが、周囲の理解を得られないことが何よりもつらいと言います。

これまでは普通に楽しく暮らしていたのに、ある日突然、パニック発作を起こし、いつまた発作が起きるかわからないと常に怯《おび》えている……。人と接するのが怖くて、家から一歩も出られない……。自分でも馬鹿げているとわかっていながら、異常なほどにバイ菌や汚れが気になる……。不安障害の症状は病気によって様々ですが、そんな症状を抱えた自分を「恥ずかしい」と思ったり、「どうせわかってもらえない」とあきらめたりして、不安を一人で抱え込んでしまうケースが多くあります。

しかし、「誰にも理解されない」という孤独感や絶望感は、さらなる不安を呼び、病状を悪化させる大きな要因になりかねません。わかってもらえないつらさが攻撃性に転じると、周囲の人を恨んだり、嫉妬したり、暴言を吐いてしまったりして、ますます孤立してしまうこともあります。

不安障害という病気は、周囲の人の支えがあるのとないのとでは、経過が大きく違ってきます。また、患者さん本人が心を閉ざしてしまったのでは、周囲の人たちも支えようがありません。

今ある症状は病気のせいであって、人格や性格が変わったわけではありませんし、何も恥ずかしいことではありません。適切な治療を施せば、またもとの元気なあなたに戻ることができるのです。

それまでの間、不安な気持ちは一人で抱え込まず、助けが必要なときは、思い切って「助けて」と言う勇気を持ちましょう。

勇気をもって前向きな生活を

パニック障害を抱えている人は、不安を一人で
抱え込んでしまうケースが多い

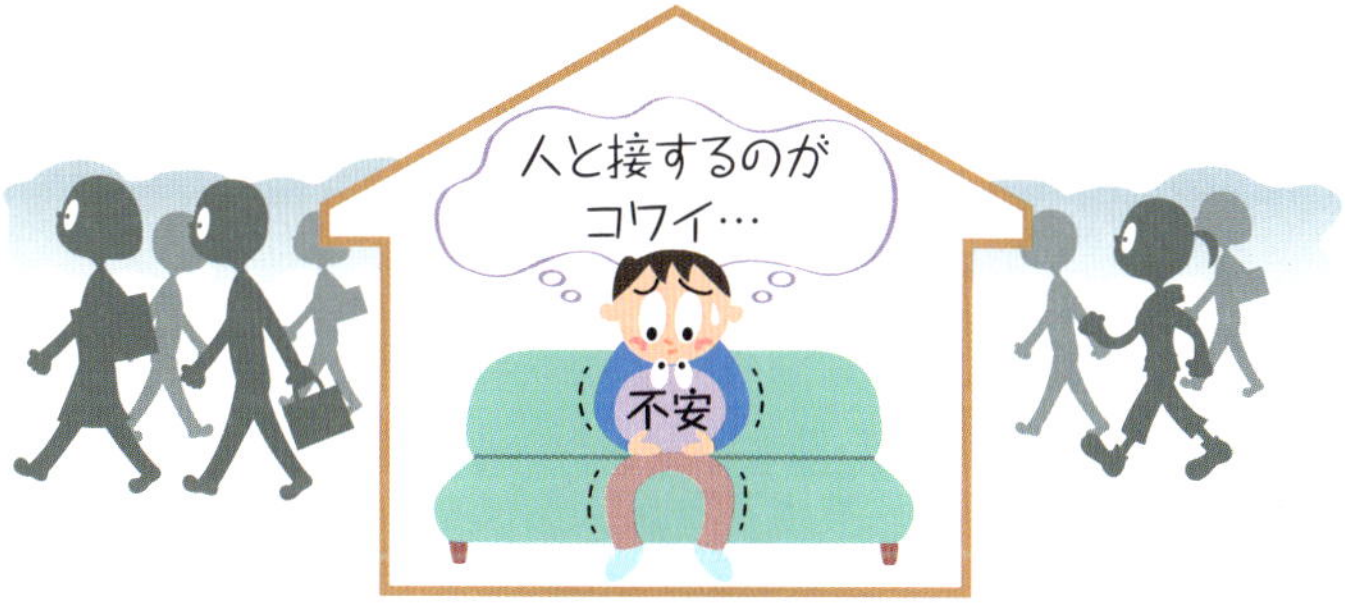
人と接するのが
コワイ…
不安

しかし

周囲の人の支えがあれば経過は大きく違ってくる

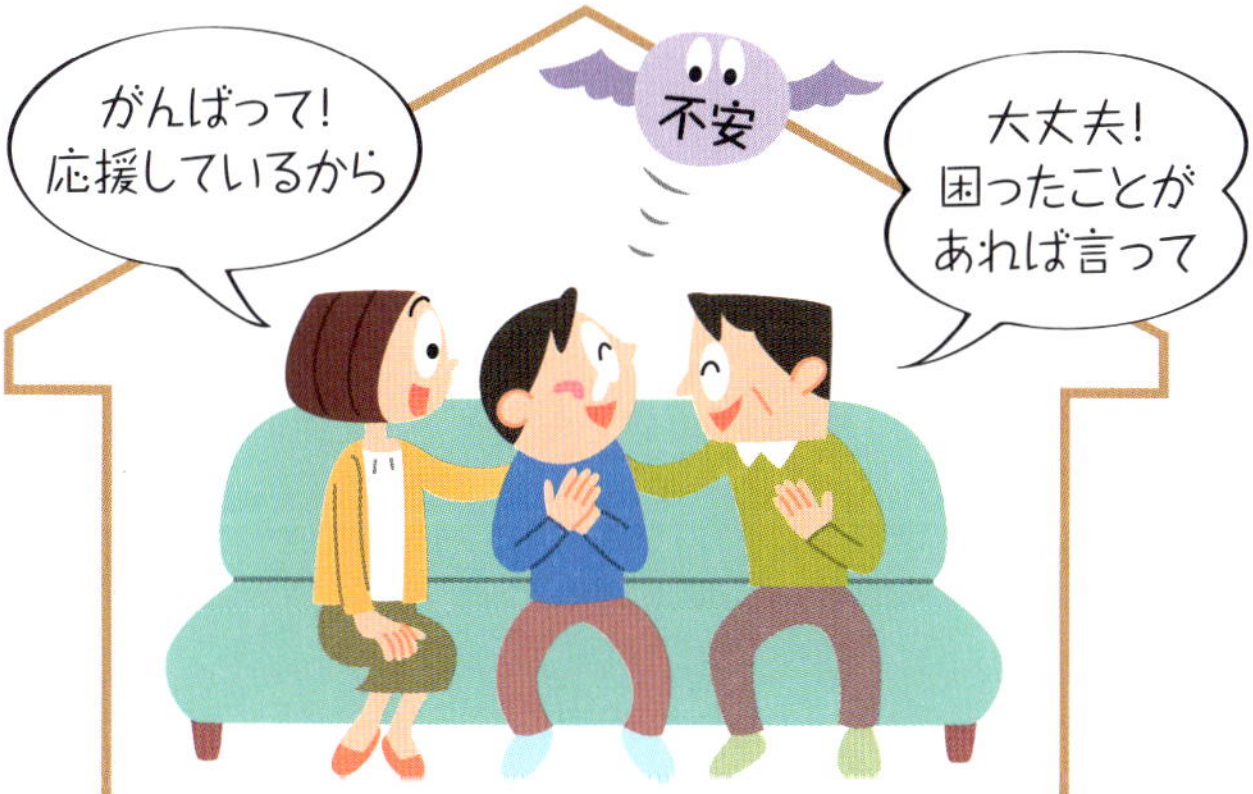
がんばって!
応援しているから
不安
大丈夫!
困ったことが
あれば言って

不安な気持ちは一人で抱え込まず、必要なときは
思い切って「助け」を求めよう!

家族や周囲の人は、どう対応すればよいのか

療養生活のための家庭環境を整える

ここからは、家族や周囲の人に向けて、不安を抱える患者さんへの対処の仕方についてくわしく解説します。

患者さんにとって、最も大きな支えとなるのは身近にいる家族です。療養生活では、家族にしかできないこと、家族だからこそできることがあるので、ぜひ協力してあげてください。

家族が患者さんの支えとなるためには、不安障害という病気を正しく理解することが重要です。「患者さんは病気なのだ」という認識がないと、適切な対応ができないからです。患者さんを孤独にさせないよう、必ずよくなることを信じて、患者さんとともに病気に立ち向かう姿勢を大事にしてください。

患者さんの療養生活では、「服薬」と「通院」、「生活リズムを整えること」が基本となります。

服薬については、患者さんによっては、薬を飲むのを嫌がったり、逆に抗不安薬や睡眠薬を過剰に服用してしまうことがあります。指示された用法・用量どおりに服用できているか、家族がチェックするようにしてください。

通院には、できるだけ家族が同行するようにしたいものです。患者さんの普段の様子をいちばんよく知っているのは家族です。同行すれば、主治医に患者さんの様子を伝えることができますし、主治医からのアドバイスを直接聞くこともできます。

また、患者さんが生活リズムを整えようとしているのに、一緒に暮らしている家族が不規則な生活を送っていると、患者さんのペースも乱れてしまいます。家族も患者さん同様、規則正しい生活を心がけましょう。

療養生活を支えるポイント

病気を正しく理解する

病気の存在を認め、正しく理解する。
安心して療養生活を送るためには、
家族全員の理解が必要

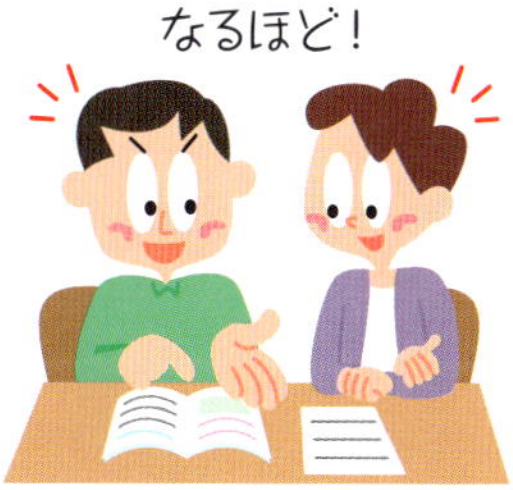
なるほど!

服薬を管理する

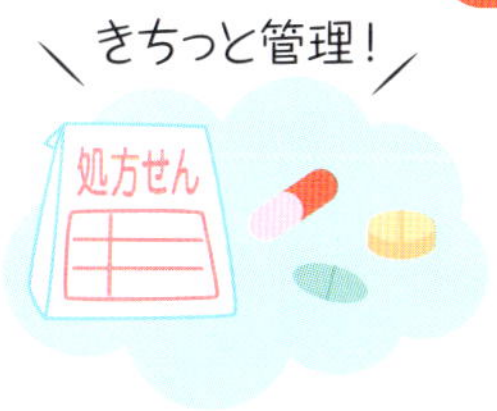
きちっと管理!
処方せん

勝手に薬の量を減らしたり服用を中止したり、また、即効性のある抗不安薬などを過剰に服用してしまうことも。家族は、用法・用量を守って服用しているかをチェックし、本人が薬に疑問や不安があるようなら、通院の際に同行し、主治医に相談する

通院の際は、できるだけ同行する

患者さんの普段の様子を主治医に伝えるとともに、主治医から直接アドバイスを受けることもできる。また、家族が同行することは、患者さんの安心にもつながる

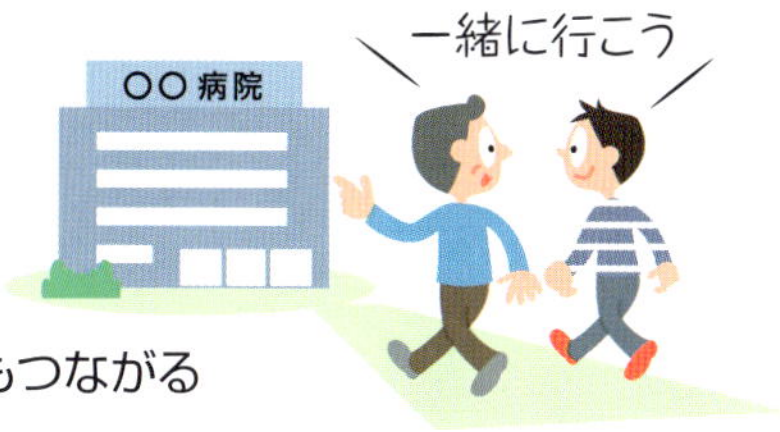
○○病院
一緒に行こう

生活のリズムを整える

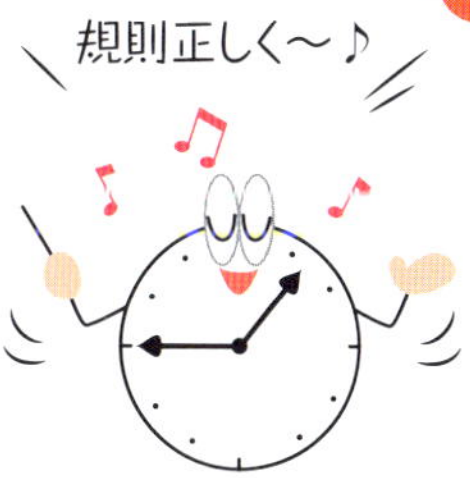
規則正しく～♪

家族で規則正しい生活を心がけよう。患者さんは、昼夜逆転の生活になりがち。朝は、患者さんとルールを決めて声がけするなどして起床を助け、食事は3食、時間を決めて、なるべく家族揃って食卓を囲むようにしよう。食べ過ぎや、偏った食べ方をしていないかなどをチェックすることも必要

病状・行動の変化にもあわてずに

不安障害は、長い経過を辿《たど》る病気です。その間には、患者さんの病状や行動に思わしくない変化がみられることもあるでしょう。家族には、そんなときもあわてず対応することが求められます。

例えば、パニック障害や非定型うつ病を併発している人では、突然、怒りやすくなったり、キレやすくなったりすることがあります。これは「怒り発作（アンガーアタック）」と呼ばれる症状で、患者さんの性格が変わってしまったわけではありません。

怒り発作が起こるきっかけは、多くがほんの些細なことです。突然、怒りを爆発させ、大声で怒鳴ったり、手当たり次第に物を壊したり、理不尽なことや辻褄《つじつま》の合わないことで非難をし続けたり、ときには暴力をふるうこともあります。しかし、発作が治まると、本人も正気ではなかったことに気づきます。ひどいことをしてしまったと後悔し、自己嫌悪からうつ状態に陥ることもあります。

パニック障害や非定型うつ病では、神経が興奮しやすくなっているため、些細なことにも過剰に反応してしまうことがあるのです。発作の最中に理論や正論で反論しても、患者さんをさらに逆上させるだけです。患者さんが落ち着くのを待って、「驚いたよ」「そこまで怒ることではなかったよね」などと、客観的な意見を言うようにします。

また、本人が反省しているときは、素直に受け入れましょう。「どうせまた同じことをくり返すのだろう」などといった態度で対応すると、うつ状態を悪化させてしまいます。

そのほかにも、強迫性障害の強迫症状が強くなったときなどは、家族は振り回されることが多くなるかもしれません。しかし、患者さんの困った行動や言動は、病気がさせていることなのです。家族はそのことをよく理解して、冷静に対応することが大切です。

こんなときは、どう対応すればよいか？

怒り発作が起こったとき

- 発作の最中に理論や理屈で反論しない
- 発作がおさまり、気持ちが落ち着いてから、「驚いたよ」「そこまで怒ることではなかったよね」などと、客観的な意見を言う
- 患者さんが反省しているときは、素直に受け入れる

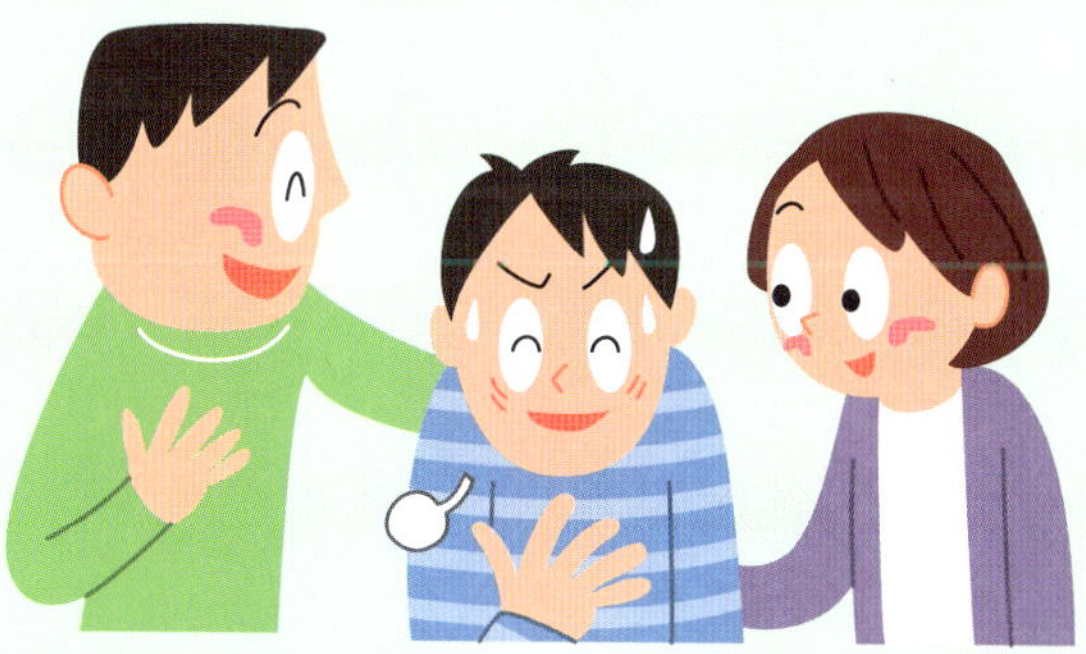

患者さんがわがままで自己中心的になったとき

- これも「気分反応性」という症状の1つなので、非難や叱責はしない
- ただし、あまりにも自己中心的な行動は、患者さんの社会生活に支障を来すので、「あなたの行動は、周囲からはこんな風に見えるよ」などと、客観的な意見を言う

強迫症状が強くなったとき

- 患者さんの要求に従って強迫行為を手伝うと、強迫症状の悪循環をつくり出してしまう
- 患者さんの要求は断るか、断りにくく強迫行為に巻き込まれやすい人は、会話は最小限にするなどして、患者さんと距離を置くようにする

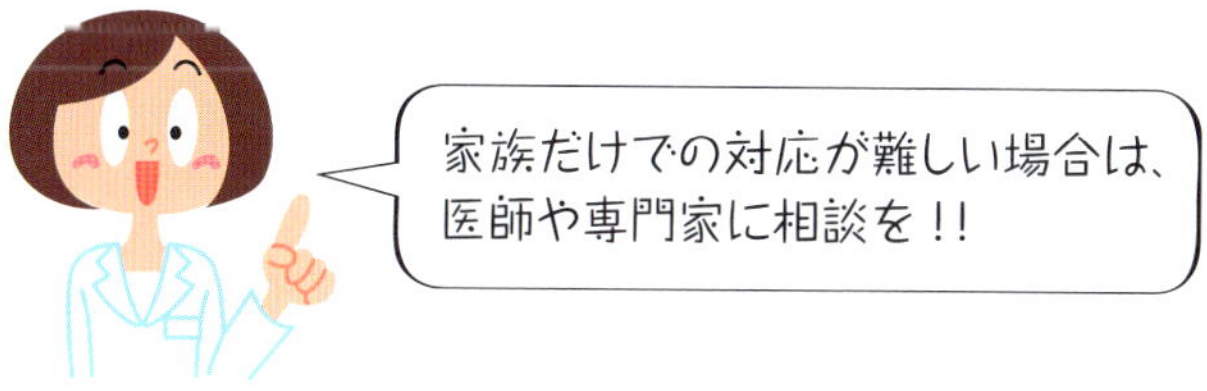
家族だけでの対応が難しい場合は、
医師や専門家に相談を！！

励ます言葉と避けたい言葉

療養生活では、患者さんに「安心感」を与えることが何よりも重要です。不安を助長するような言葉は、くれぐれも避けるようにしたいものです。

不安障害は、脳の機能異常によって起こる病気で、はっきりした原因は現在もわかっていません。患者さんは、病気になりたくてなっているわけではありませんし、家族に迷惑をかけているのではないかと申し訳なく思っているのです。

このことを理解せず、「どうしてこんな病気になってしまったのか？」などと原因探しをすると、患者さんを追いつめることになります。また、親が「自分の育て方が悪かった」と罪悪感を抱くことがありますが、これも患者さんを苦しめることになります。親につらい思いをさせていると、自分を責めることになるからです。

また、不安や恐怖といった感情は、健康な人も普通に感じる感情なので、不安や恐怖を理由に「何もできない」「家から出ることができない」と訴えても、「大げさだ」「本当に病気なの？」などと捉えられがちです。しかし、不安障害の人が感じる不安や恐怖は、健康な人が感じるそれよりもはるかに強く、長く続きます。それは、甘えているわけでも、気合いが足りないわけでもありません。自分ではコントロールできないのです。「そんなことでどうするのだ」「しっかりしなさい」などといった言葉は、健康な人には効果があるかもしれませんが、不安障害の人の心を深く傷つけるだけです。

一方で、「そばにいるから」「大丈夫」など、患者さんに寄り添う気持ちを言葉にすると、患者さんは安心できます。また、患者さんが家事などを手伝ってくれたときは、「ありがとう」と感謝の気持ちを示しましょう。自分は家族のお荷物だと感じている患者さんにとって、役に立てたと実感できることは、大きな励みになります。

患者さんを安心させるために

こんな言葉には気をつけよう

―家族― ―患者さん―


「どうしてこんな病気に」

「私の育て方が悪かった？」

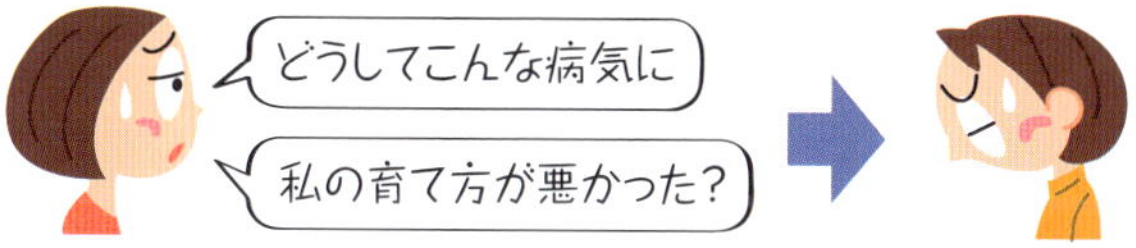

「家族につらい思いをさせて申し訳ない…」と、追いつめてしまう

「大げさだ」

「本当に病気なの？」

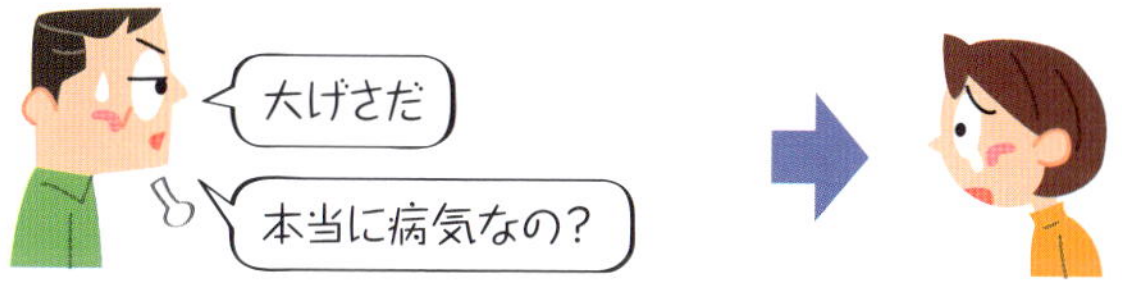

病気のつらさと理解されないつらさで、二重の苦しみに…

「しっかりしなさい!!」

「いつまでもそんなことでどうするんだ」

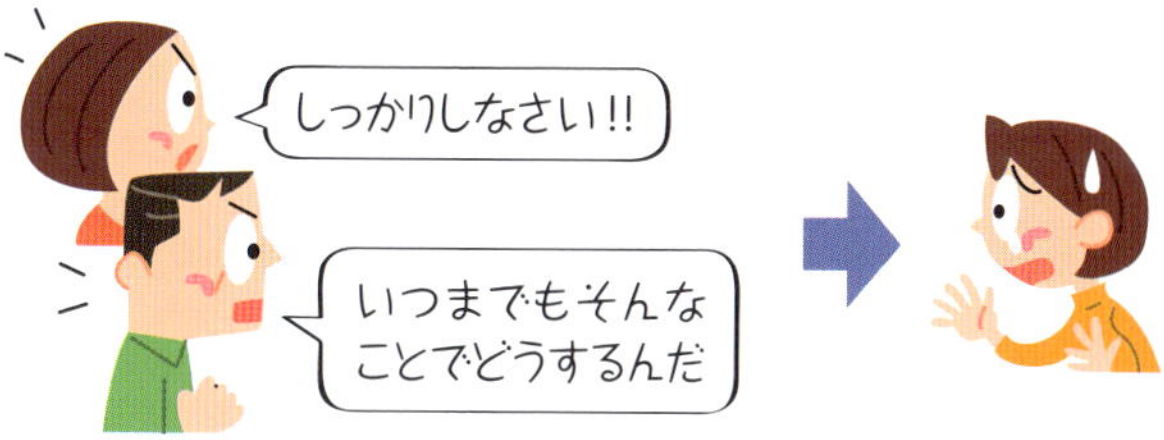

患者さんは病気なだけで、甘えているわけでも、心が弱いわけでもない

寄り添う言葉、励ます言葉をかけてあげよう

「そばにいるから」

「大丈夫」

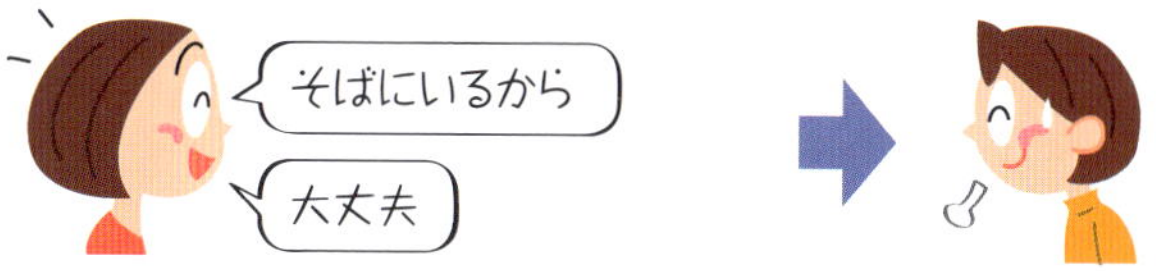

心に寄り添う言葉は、安心感を与える

「よくなってきたね」

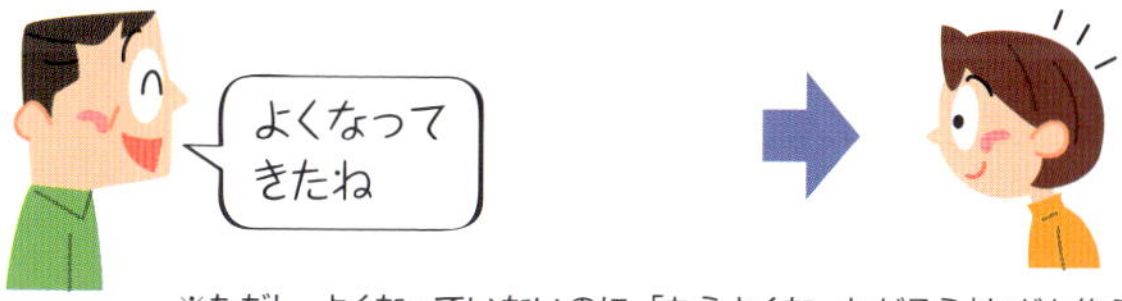

よい兆しが見られたら、そのことを伝えると患者さんの励みになる

※ただし、よくなっていないのに、「もうよくなっただろう」などと焦らせてはいけない。静かに見守る

「ありがとう」

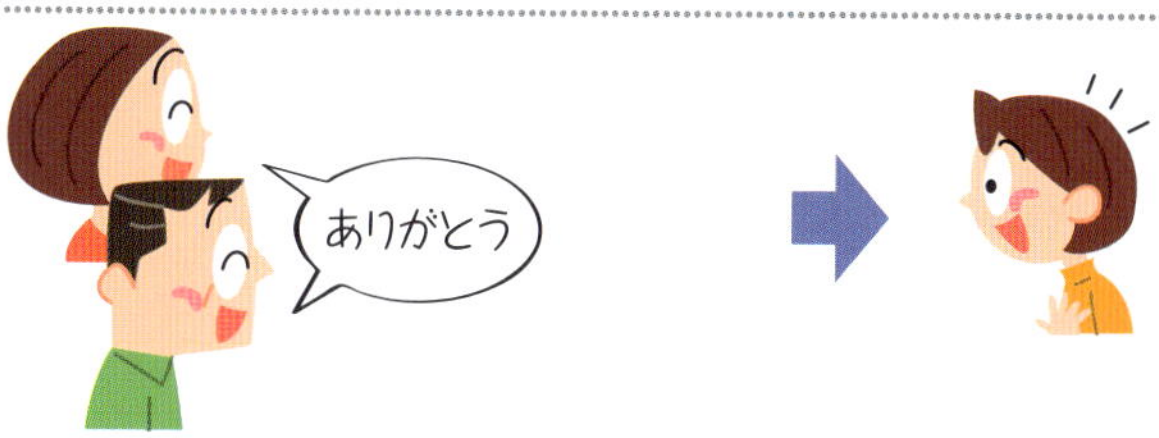

家事などを手伝ってくれたときは、感謝の気持ちを言葉にする。役に立てたという思いは、大きな励みになる

うつ病の兆候を見逃さない

不安障害になると、他の精神疾患を併発しやすいものです。なかでもうつ病の併発が多くみられ、うつ病を併発すると不安障害も重症化しやすいので注意が必要です。家族は患者さんの症状の変化に気を配り、うつ病の兆候がみられる場合は、早めに主治医に相談するようにしてください。

不安障害に併発しやすいのは、うつ病のなかでも非定型うつ病と呼ばれるタイプです。とくにパニック障害では、「パニック性不安うつ病」といって、パニック発作が軽くなる慢性期に非定型うつ病の症状が現れやすくなります。

非定型うつ病の特徴は、常にうつ状態が続く定型うつ病とは違い、自分の好きなことをしているときは機嫌がよくなることです。一見すると、単にわがままのように見えますが、これは「気分反応性」とよばれる非定型うつ病の特徴的な症状です。

気分反応性が現れるようになると、周りの状況に敏感に反応して、気分の浮き沈みが激しくなります。人から非難されるなど嫌なことがあると、突然、気分が落ち込むのですが、人からほめられるなどうれしいことがあると、急に気分がよくなります。この時期には、パニック発作もほとんど起こらないので、「病気がよくなったと思ったら、急にわがままになってしまった」と思われがちですが、パニック障害が治ったわけではありません。

うつ病の症状が前面に出ているときは、発作は治まっていますが、うつ病の症状がよくなってくると、今度は発作が現れてくるのです。こうしてよくなったり、悪くなったりをくり返しながら、数年単位の経過を辿ることが多いのです。

パニック性不安うつ病は、過労やストレス、風邪などをきっかけに発症しやすいので、療養生活では患者さんの体調管理にも気を配ることが大切といえます。

こんな兆候がみられたら、早めに主治医に相談を

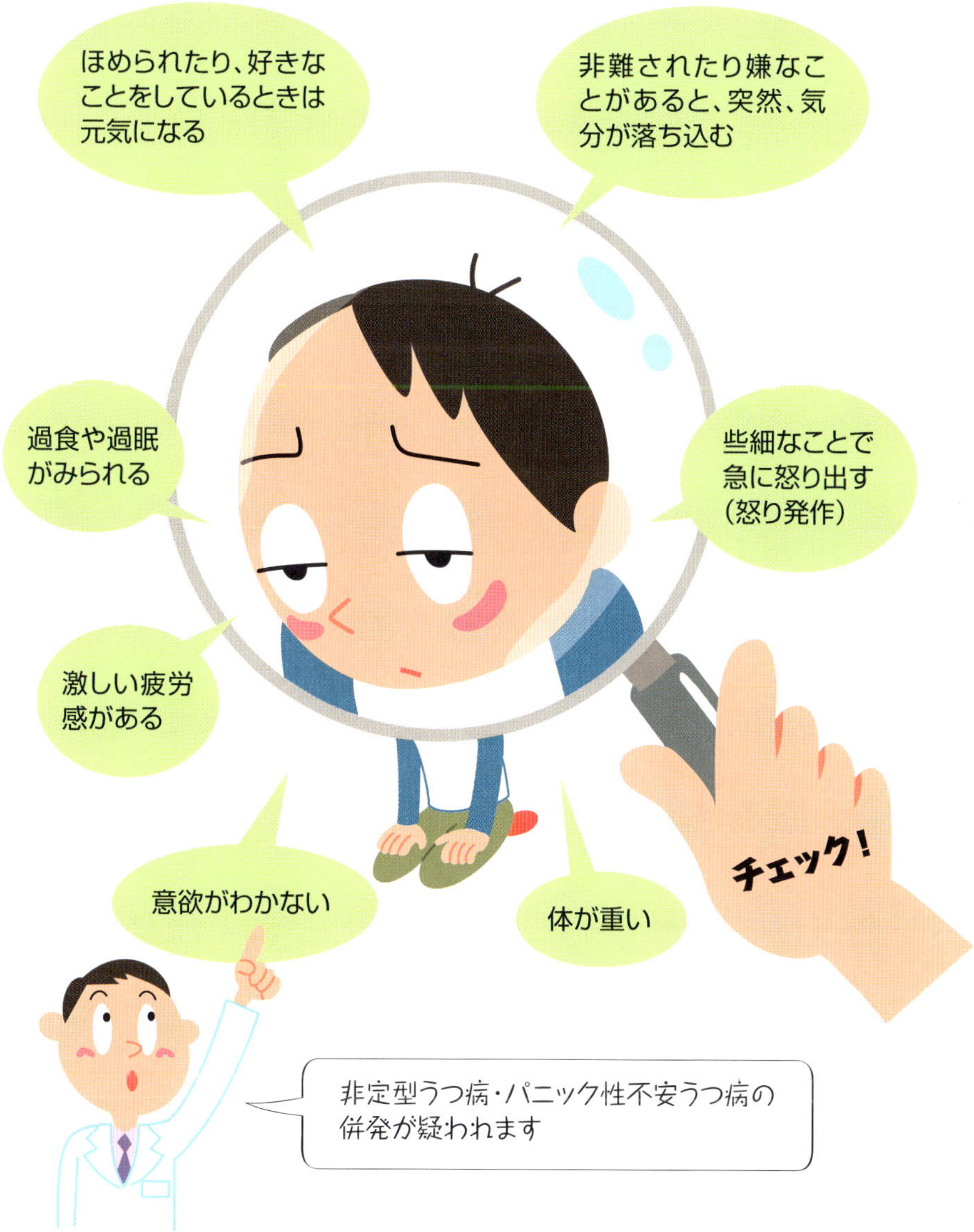
ほめられたり、好きなことをしているときは元気になる
非難されたり嫌なことがあると、突然、気分が落ち込む
過食や過眠がみられる
些細なことで急に怒り出す（怒り発作）
激しい疲労感がある
意欲がわかない
体が重い
チェック！
非定型うつ病・パニック性不安うつ病の併発が疑われます

自傷行為への対処

不安障害は、うつ病など他の精神疾患にくらべて、実際に自殺をはかるケースは少ないのですが、患者さんによっては「自傷行為」をくり返すケースがみられます。

自傷行為とは、自分で自分を傷つける行為のことをいいます。自分で手首を切るリストカットのほか、頭を壁に打ちつけたり、皮膚を掻きむしったり、薬を大量に服用することもあります。

自傷行為をしてしまう患者さんは、本当に死んでしまいたいわけではありません。死ぬほどつらいから、そのつらさから逃れたい一心で、衝動的に自分を傷つけてしまうのです。

家族は、はじめて自傷行為を目の当たりにしたときは大きなショックを受け、大変心配するのですが、自傷行為はくり返されることが多く、次第に「またか…」という気持ちになってくるものです。

しかし、「どうせ本気ではないのだから」と、片付けてはいけません。思った以上に深く傷つけてしまったり、薬を大量に飲み過ぎてしまったりして、本当の死につながることもあるからです。

自傷行為は、患者さんの「死ぬほどつらい」「助けてほしい」というサインです。家族の理解を求めているのです。

自傷行為をする患者さんの気持ちを理解し、受け止めるのは、家族にとっても重くつらいことですが、叱ったり、あるいは軽く受け流したりせず、「そんなにつらかったんだね」「そばにいるから大丈夫だよ」と、患者さんの心に寄り添う言葉をかけてあげてください。

また、自傷行為を防ぐためには、薬物療法や精神療法をしっかり続けることが重要です。場合によっては、薬を変えたり、入院が必要になることもあります。家族だけで対応できないときは、すみやかに医師や専門家に相談するようにしてください。

自傷行為などをするときは……

自傷行為を目の当たりにすると…

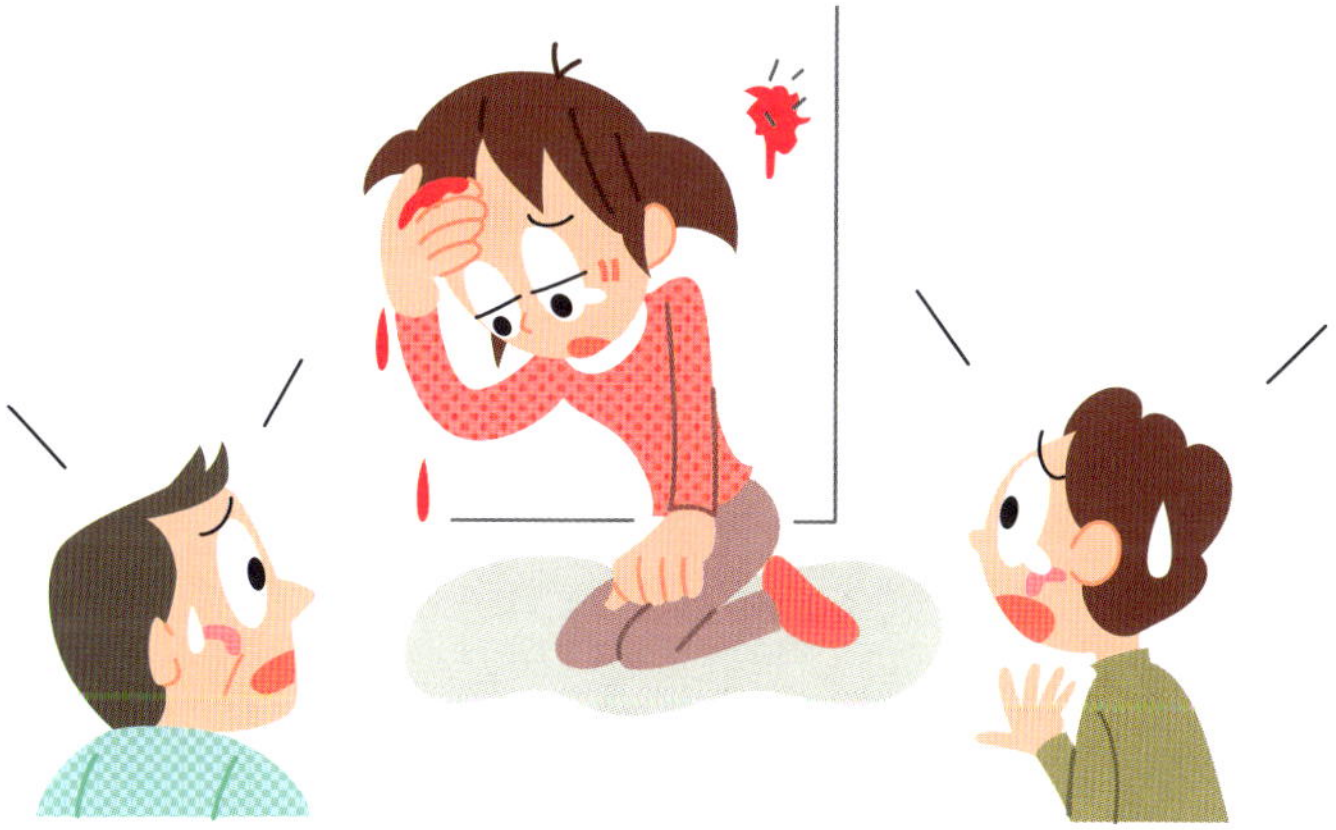

家族はショックを受けることも…

しかし

家族内だけで解決しようとしない

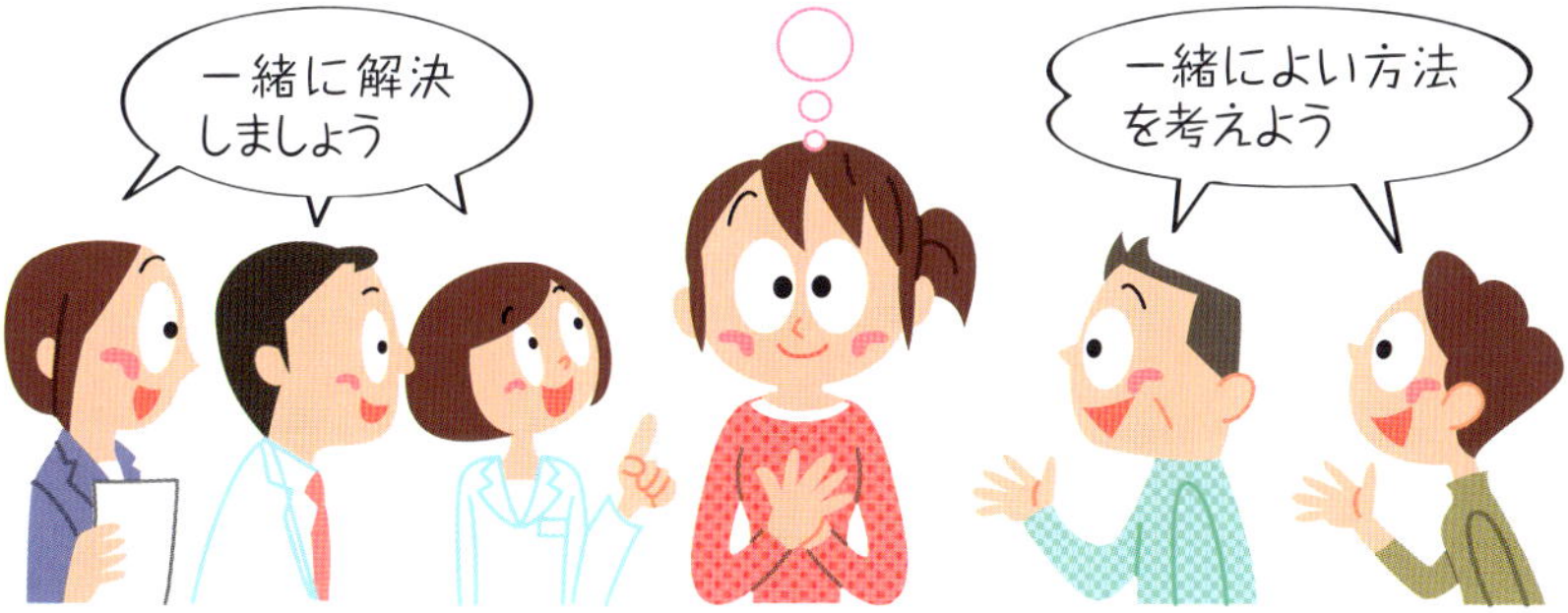
一緒に解決しましょう
一緒によい方法を考えよう

医師やカウンセラーなどの力を借りる

「叱る」「軽く受け流す」などはせず、心に寄り添う言葉をかけてあげる

自傷行為をくり返す場合、命が危険にさらされることもあるので、十分に注意が必要。すみやかに医療機関や専門家に相談を

仕事を続けるべきか、休むべきかの判断

不安障害を発症したら、仕事は休職するべきなのでしょうか？

典型的なうつ病（定型うつ病）の場合、心身のエネルギーが枯渇しているので、まずはエネルギーを充電するための休養、すなわち休職がすすめられます。ストレスを原因とする適応障害なども、まずは休職してストレスのない環境に身を置き、治療に専念することがすすめられます。

しかし、不安障害では、病気の種類やその人の病状にもよりますが、働きながら治療を続けるという選択肢も考えられます。

例えば、パニック障害の場合、薬で発作をコントロールできれば、仕事を続けることも可能です。ただし、働き方や仕事の内容は見直す必要があります。早朝から深夜まで働き詰めだったという人が、これまで通りの働き方をしていたのでは、回復は望めません。仕事量を減らして、定時で帰宅できるようにするなど、職場にも協力してもらうことが大事になります。

また、社交不安障害で、人と接することに強い恐怖を感じる人が、営業職や接客業などを続けるのは難しいといえます。症状が改善しないまま、人と接することで失敗体験を積み重ねてしまうと、ますます病状が悪化するという悪循環を生んでしまうからです。

いずれにせよ、仕事を続けるべきか、休職するべきかは自己判断せず、主治医はもちろん、家族や職場ともよく相談して決めるようにしてください。

そして、仕事を続けると判断した場合は、多忙にならないよう注意し、疲れやストレスが蓄積する前に、こまめに休養をとるようにしましょう。例えば、年に20日分、有給休暇を使えるのならば、大型の連休を数回とるのではなく、1日づつ休みを20回とるといった考え方がよいでしょう。

仕事をすることで自分にかかる負担を考える

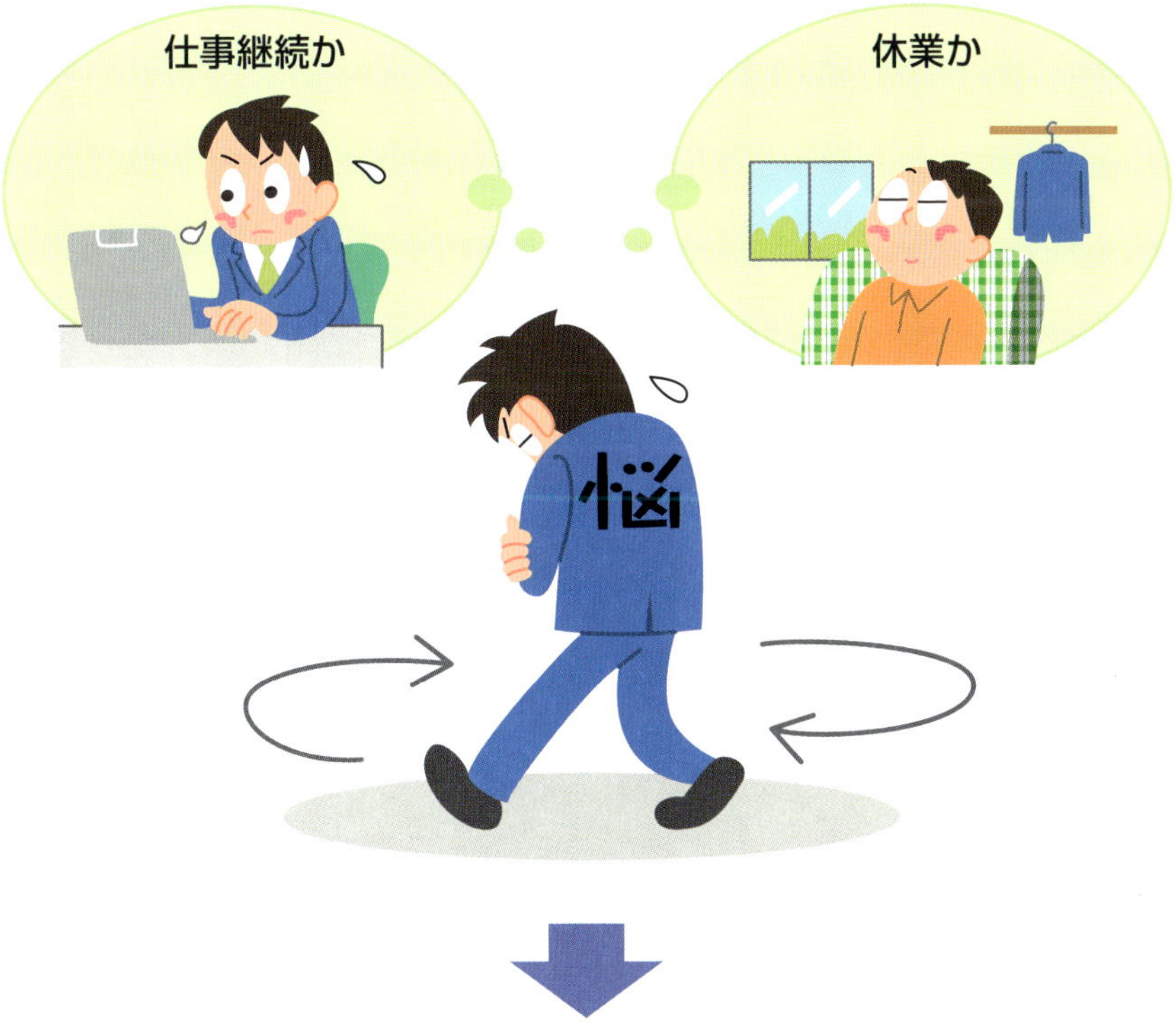

仕事継続か
休業か
悩

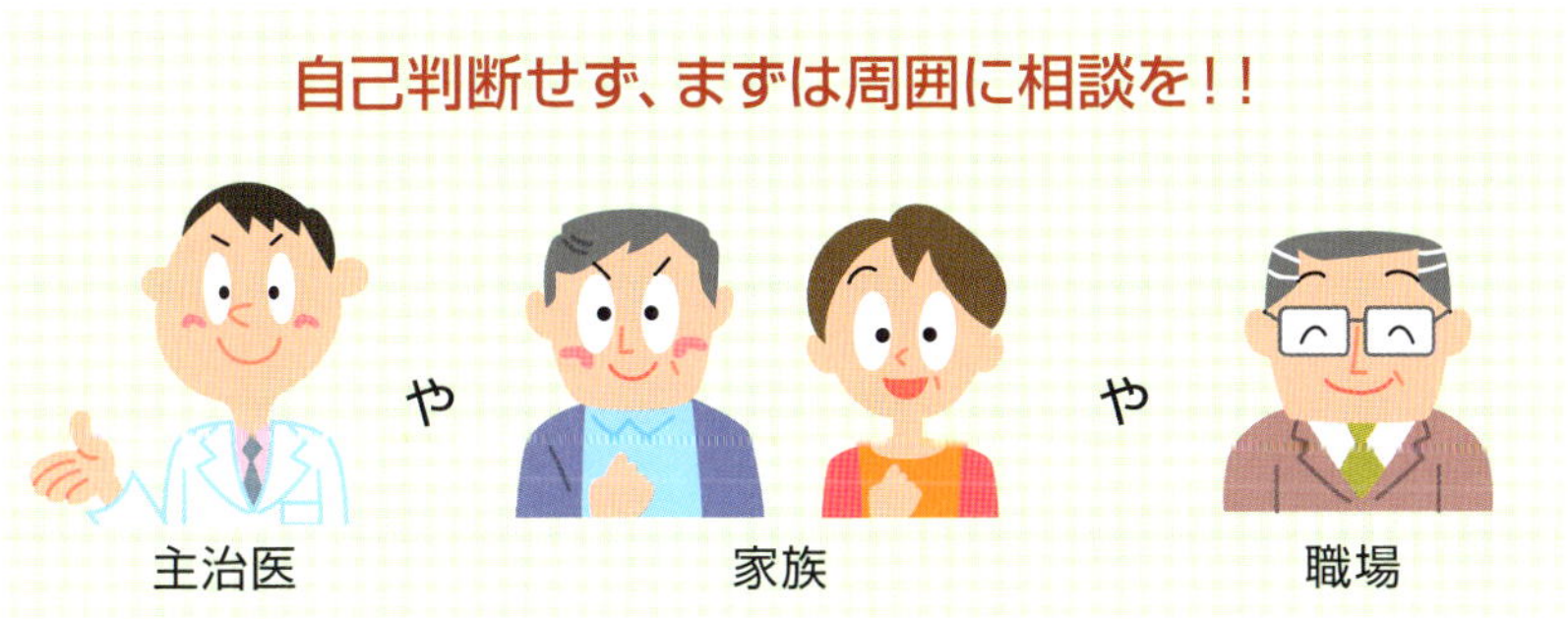

自己判断せず、まずは周囲に相談を！！
や
や
主治医
家族
職場

再発を防いで、明るい生活を過ごすためには

家族そろって、ゆとりのある生活を

不安障害の多くは、回復までに数年単位の時間がかかるといわれます。いちばんつらいのは患者さん自身ですが、家族も疲れてくれば、患者さんに優しく穏やかに接することが難しくなります。イライラして、つい心ない言葉を発してしまうこともあるかもしれません。不安障害の患者さんは、そんな家族の様子に敏感に反応します。結果、症状を悪化させたり、再発につながることもあるのです。

家事や仕事をしながら患者さんのケアをするのは、並大抵のことではありません。疲れた体で、あれもこれもこなさなければとがんばり過ぎると、家族までもが心のバランスを崩してしまいます。共倒れにならないためにも、心にゆとりを持つための工夫をしましょう。

とくに療養生活の調整役を担う人は、患者さん中心の生活になりがちです。これは、ある程度は仕方がないのかもしれませんが、ときには自分だけの時間を持つことも必要です。患者さんに付きっきりの生活は、患者さんから意欲や自立心を奪ってしまうことにもつながるので、自分のためだけでなく、患者さんのためにも、患者さんから離れる時間が必要なのです。余裕を持ってスケジュールを立てておけば、患者さんも家族がいない時間の過ごし方を考えることができます。

長い療養生活では、家族にも患者さんにも、「いつまで続くのだろう…」「本当によくなるのだろうか…」といった不安がつきまといます。病気や療養生活の不安や悩みは、一人だけで、または家族だけで抱え込まず、精神保健福祉センター（74頁）などのサポートサービスを活用するとよいでしょう。

ラミクタール　112
ラモトリギン　112
ランドセン　109
リーゼ　109
リーマス　112
離人感　22
リストカット　150
リスパダール　112
リスペリドン　112
離脱症状　104、108
リボトリール　109
療養生活　142
臨床心理士　74
ルボックス　106
レキソタン　109
レクサプロ　106
レスタス　109
ロフラゼプ酸エチル　109
ロラゼパム　109

【わ行】

ワイパックス　109

参考文献

- 不安障害がよくわかる本（主婦と生活社）
  【監修】福西勇夫
- 患者のための最新医学
  パニック障害 正しい理解とケア（高橋書店）
  【監修】坪井康次
- 不安症の事典 こころの科学増刊（日本評論社）
  【編著】貝谷久宣
- 不安症 パニック障害・社交不安障害を
  自分で治す本（主婦の友社）
  【著者】渡部芳徳
- 社交不安症がよくわかる本（講談社）
  【監修】貝谷久宣
- よくわかる 強迫症－小さなことが気になって、やめられないあなたへ（主婦の友社）
  【監修】上島国利、【著】有園正俊

【た行】

【な行】

【さ行】

索引

■監修
福西 勇夫（ふくにし・いさお）

南青山アンティーク通りクリニック院長。精神科医。1984年徳島大学医学部卒業、医学博士。東京都精神医学総合研究所（現・東京都医学総合研究所）勤務を経て、2003年より現クリニックを開業。精神科医として発達障害、統合失調症、不安障害など、幅広く心の病に対応している。
米国での臨床・研究経験も豊富で、2000年より現在までにマサチューセッツ総合病院の客員教授として9回招聘され、2007年には南イリノイ大学の客員教授として招聘されている。一般向けの著書多数。

ウルトラ図解 不安障害・パニック

令和元年 9 月 20 日　第 1 刷発行
令和 4 年 4 月 13 日　第 2 刷発行

監 修 者　福西勇夫
発 行 者　東島俊一
発 行 所　株式会社 法 研
　　　　　〒 104-8104　東京都中央区銀座 1-10-1
　　　　　電話 03(3562)3611 （代表）
　　　　　http://www.sociohealth.co.jp
印刷・製本　研友社印刷株式会社

0103

小社は(株)法研を核に「SOCIO HEALTH GROUP」を構成し、相互のネットワークにより、〝社会保障及び健康に関する情報の社会的価値創造〟を事業領域としています。その一環としての小社の出版事業にご注目ください。

ⓒIsao Fukunishi 2019 printed in Japan
ISBN978-4-86513-610-4 C0377　定価はカバーに表示してあります。
乱丁本・落丁本は小社出版事業課あてにお送りください。
送料小社負担にてお取り替えいたします。

JCOPY 〈出版者著作権管理機構 委託出版物〉
本書の無断複製は著作権法上での例外を除き禁じられています。複製される場合は、そのつど事前に、出版者著作権管理機構（電話 03-5244-5088、FAX 03-5244-5089、e-mail: info@jcopy.or.jp）の許諾を得てください。